Allitera Verlag

I0022693

edition monacensia
Herausgeber: Monacensia
Literaturarchiv und Bibliothek
Dr. Elisabeth Tworek

Maurus Friesenegger

Tagebuch aus dem 30jährigen Krieg

Nach einer Handschrift im Kloster Andechs
herausgegeben
von Pater Willibald Mathäser

Allitera Verlag

Weitere Informationen über den Verlag und sein Programm unter:
www.allitera.de

Bibliographische Information der Deutschen Bibliothek
Die Deutsche Bibliothek verzeichnet diese Publikation
in der Deutschen Nationalbibliographie;
detaillierte bibliographische Daten
sind im Internet über <http://dnb.ddb.de> abrufbar.

Dritte Auflage Januar 2015
Allitera Verlag
Ein Verlag der Buch&media GmbH, München
© 2007 für diese Ausgabe: Landeshauptstadt München/Kulturreferat
Münchner Stadtbibliothek
Monacensia Literaturarchiv und Bibliothek
Leitung: Dr. Elisabeth Tworek
und Buch&media GmbH, München
Umschlaggestaltung: Kay Fretwurst
Printed in Europe
ISBN 978-3-86520-182-9

Inhalt

Vorwort zur Neuausgabe von 2007

Wenn wir heute die Andechser Wallfahrtskirche besuchen, dann betreten wir einen Festsaal angefüllt mit farbenfrohen Bildern und reichen Ornamenten, Heiligenfiguren und einer Unzahl von Engeln und Putten, die den ursprünglich gotischen Kirchenraum in ein prachtvolles Gotteshaus verwandeln. Den Himmel auf die Erde zu holen bzw. die Erde in den Himmel zu entrücken, das ist das Anliegen des Barock und Rokoko mit seiner überquellenden Lebensfreude. Die Kunst fand so ab dem 17. Jahrhundert in Deutschland ihre Antwort auf eine schwere und entbehrungsreiche Zeit, hatte doch dreißig Jahre lang ein schrecklicher Krieg Mitteleuropa mit seinem Todesschatten überzogen. Für uns Jüngere, die wir Gott sei Dank keinen Krieg miterleben mussten, ist es nur schwer vorstellbar, was Krieg für ein Land und seine Bevölkerung in letzter Konsequenz bedeutet – und das über einen Zeitraum von dreißig langen Jahren. Zwar lesen wir in den Geschichtsbüchern, welche Parteien sich bekriegten und wie der 30jährige Krieg bald zum unkontrollierten Selbstläufer wurde. Was dies aber konkret für die Menschen der damaligen Zeit bedeutete, ist nur ansatzweise nachvollziehbar.

Ein authentisches Zeugnis aus dieser Zeit stellt das Tagebuch unseres Andechser Mitbruders Maurus Friesenegger (1595–1655) dar, das dankenswerter Weise jetzt vom Allitera Verlag erneut aufgelegt wird. P. Maurus war zunächst von 1627 bis 1638 Pfarrer und Seelsorger in unserem Pfarrdorf Erling, von 1640 bis 1655 dann Abt auf dem heiligen Berg. Mit seinen Tagebuchaufzeichnungen, die die schreckliche Unbill dieser Kriegsjahre lebensnah und herzanrührend beschreiben, liegt uns ein einmaliges und wertvolles Dokument vor. Es gewährt einen ernüchternden Einblick, was Krieg und seine Folgen für das Kloster und die Bevölkerung um den heiligen Berg bedeutet haben. Neben den brandschatzenden Söldnerheeren kamen unterschiedlichste Plagen sowie der Schwarze Tod, die Pest, die landauf wie landab wütete.

Aufgrund all dieser Schrecken und leidvollen Geschehnisse verdeutlichen die Aufzeichnungen von Abt Maurus aber auch, welch enge Schicksalsgemeinschaft Dorf und Kloster bilden und wie sehr der heilige Berg ein Zufluchtsort für die durch innere wie äußere Nöte Bedrängten schon immer war. Schließlich mahnt das historische Tagebuch den Leser, den Frieden wieder neu schätzen zu lernen – im Großen wie im Kleinen. Krieg kann nie eine Lösung sein, denn der Krieg kennt nur Verlierer. Um so dringlicher scheint die Erinnerung zu sein an eine Zeit, in der nicht der Frieden, sondern der Krieg den Alltag bestimmte. Daher mag uns das Tagebuch von Abt Maurus Friesenegger die Mahnung Benedikts aus dem Prolog seiner Regel als bleibenden Auftrag in Erinnerung rufen: »Meide das Böse und tue das Gute, suche Frieden und jage ihm nach« (RB Prol 17).

Am Hochfest Mariä Himmelfahrt 2006

Abt Dr. Johannes Eckert

Maurus Friesenegger

Tagebuch 1627–1648

Tagbuch von Erling, und Heiligenberg vom Jahre 1627 bis 1648 inc.

1627

Anno 1627 war von Anfang des April-Monats bis auf die Feste der hl. Apostel Peter und Paul sehr unfreundliches Wetter, so daß kaum 2 oder 3 Tage von beständigen Regen, ungestümen Winden und Schnee unterbrochen waren, dabei eine Kälte, die man kaum einmal wußte, und an S. Johann-Tag ein großer Schnee, welches alles für die Früchte große Besorgnis verursachte.

Da die Ernte erst um das Fest des hl. Apostels Bartholomä anfangte, so konnte mehrmal vor vielen, und beständigen Regen das Getraid weder niedergemacht, noch eingeführet werden ohne vielen Schaden.

Zur Herbstfahrt kamen fast keine Wallfahrter nach Heiligenberg, weil sich an vielen Orten eine Pest-Art zeigte.

Am 26. Dezember wurde ein Landesherrliches Verbot verrufen, vermög welchem kein fremder Bettler in das Dorf eingelassen werden dürfte aus Furcht, die Contagion [Ansteckung] zu verbreiten: sondern jede Gemeinde mußte ihre Armen verpflegen.

1628

Urban VIII.[1] ließ ein allgemeines Jubiläum[2] verkünden, welches vom Sonntag Exaudi bis aufs Fest der hl. Dreifaltigkeit dauern sollte um Abwendung verschiedener Übel, besonders der Pest, welche ganz Ober-Deutschland bedrohte.

Obwohl die Dorfwachen ausgestellt waren, und auch den Wallfahrtern verboten war in dem Dorf zu übernachten, außer sie hätten nach ausgehaltenem Examen, und abgelegtem Eid, daß sie nicht aus angesteckten Orten kommen, schriftliche, und gerichtliche Erlaubnis hierzu, konnte man doch nicht verhüten, daß die Pest einschleiche. Georg

Rottmayr (Zänggl) und Kaspar Maier (Schwaiger im Kloster Mayrhaus) nahmen wider das Verbot 2 Wallfahrter in die Herberg, und zugleich die Pest mit auf. Das erste Opfer davon war ein kleiner Sohn des besagten Kaspar Maier, das 2te eine Tochter desselben, das 3te Anna Rottmayrin. Obwohl die 2 Häuser gleich anfänglich von Gerichtswegen proscribiert, und Aus- und Eingang verboten, und bewachet wurden, griff das Übel doch weiter, und nahm in Zeit von 2 und einem halben Monat 21 Personen. Das Traurigste war, daß solch Verstorbene niemand begraben wollte. Der Mann mußte das Weib, die Eltern ihre Kinder, die Kinder ihre Eltern, Geschwisterte ihre Geschwister nächtlicher Weile ohne alle Ceremonie zu Grabe bringen, welches nebst der Kirche U. L. Frau geschah. Bald wurde allgemein eine Beicht in der Klosterkirche, und eine Communion in der Pfarr aus Vorsicht für den Tod vorgeschrieben.

Gleich darauf wurde von München aus das Dorf Erling proscribiert, d. i. Ein- und Ausgang auch in das Kloster verboten, und vor jeder Gasse des Dorfes eine Stange mit einem Stroh-Pausch aufgesteckt zum Zeichen der Warnung. Den Kloster-Bedienten, die meistens aus dem Dorf waren, wurde freigestellt, entweders sich beständig nacher Haus zu begeben, oder im Kloster beständig zu verbleiben. Selbst der Pfarrherr P. Maurus Friesenegger, nachmaliger Abt, nahm Urlaub von dem Kloster, und eine Wohnung bei dem sogenannten Spielbauern[3] auf dem abgesonderten Kasten[4], und wurde ihm ein Knab mit 14 Jahren zur Dienerschaft zugegeben, der täglich halben Weges vom Kloster die Kost, und andere Notdürften abholen mußte.

Die größte Beschwernis hatte es mit der Mühl. Denn die Herrschinger wollten es nicht gedulden, daß die Erlinger nacher Mühlfeld kommen sollten; daher mußten die Mühler [= Mühlfelder] selbst nacher Erling fahren, und das zu Mahlende abholen; aber auch das passierte nicht lang: und die Erlinger mußten ihr Getraid bis auf eine Strecke ober den Berg hinführen, und von dort wieder ihr Mehl abholen.

Eben solche Beschwernis hatte es mit dem Totengräber. Denn da in dem angesteckten Hause oft kein Gesunder war, der den Tod des anderen ankünden, viel weniger [ihn] begraben konnte, so blieben die Toten oft längere Zeit liegen, ohne es zu wissen; und wenn man es wußte, so war niemand, der solche begraben wollte. Endlich fand sich ein Vagant mit seinem Weibe ein, der sich hierzu brauchen ließ; allein beide, nachdem sie einen begraben, wurden selbst Opfer des Todes; und da wurde die Sache schlimmer, als zuvor.

Endlich, nachdem Kaspar Maier, aus dessen Schuld das Übel der Pest in das Dorf gekommen, mit Gewalt gedrungen, einige begraben, hat sich mehrmal ein Hüter von Fischen zu diesem Gebrauch angeboten mit dem Beding, daß ihm Kost, und täglich ein Maß Bier, wochentlich 1 fl., und von jeder Begräbnis ein Taler, und ein Maß Wein von der Gemeinde gereicht werde, dem auch außer dem Dorf an dem sogenannten Aydler Berg[5] an der Mittagseite eine Hütte zur Wohnung errichtet worden.[6]

Endlich am 17. Oktober ist die letzte Person an der Pest gestorben, welche mit dem August angefangen hat.

Darnach wurden die Gräber der Pesthaften angeebnet, und mit grünem Wasen bedeckt.

Auch [wurden] die angesteckten Häuser gereiniget mit neugebranntem Kalk, der darin abgelassen wurde, und die Mobilien und Hausfahrnisse derselben von dem Totengräber verbrennt.

1629

Dieses Jahr war an Feldfrüchten sehr gesegnet, und ersetzte in etwas die 2 vorgegangenen minder gesegneten Jahre. Jedoch gab es keine Baumfrüchte. Im August starb im Kloster Heiligenberg P. Melchior Rambeck[7], der von Salzburg, wo er Professor Philosophiae und Praefectus Academiae war, in die Vacanz zurückkam, allem Anschein nach in der Contagion, die er unterwegs, man glaubt in Perchting, wo er übernachtet hatte, geerbt soll haben. Gleich teilte sich der Convent ab, und ging der größere Teil nacher Mühlfeld[8] in die Sicherheit, und die Übrigen, die mit dem Verstorbenen in der Krankheit, und [beim] Begräbnis zu tun gehabt haben, blieben in dem Kloster. Zwei der Hr. Religiosen wurden in das Dorf Erling zum Herrn Kloster-Richter übersetzt, die zugleich die Pfarr Erling und die Kloster-Kirche mit Gottesdiensten versehen mußten, denn es war der höchste Securitäts-Befehl da, daß sich die Verdächtigen der Contagion abgesondert, und von allem Umgang enthalten sollen. Es dauerte aber die Proscription nicht lang. Denn am 1. September war schon wieder das höchste Befreiungs-Schreiben da, wodurch die von Mühlfeld mit denen im Kloster und alle mit allen Gemeinschaft machen durften.

Den 16ten Oktober sah man eine wunderliche Luft-Erscheinung, die ebensoviel Schröcken, als Auslegungen verbreitete. Abends von 7 bis 9 Uhr war gegen Norden im Horizont im Kreise herum ein schwarzer, und dicker Nebel, aus welchem weiße, und lichte Wolken, die die Nacht heller, und lichter machten als der Vollmond, obwohl gar kein Mond im Himmel war, aufstiegen, gegeneinander lauffeten, und miteinander zu streiten schien, nicht anders, als wie der Rauch von losgebrannten Kanonen aufsteiget, nur mit dem Unterschied, daß man keinen Knall hörte.

1630

Auf dem Vorabend des neuen Jahres wurde wieder ein vollkommenes Jubiläum verkündet, welches Papst Urban VIII. auf 14 Tage zu Abwendung aller, besonders der Kriegs-Übel verliehen hat. Am 5ten Februar wurden mehrmal fürchterliche Lufterscheinungen wie voriges Jahr gesehen.

Im Monat Julii brach nicht nur in Bayern, sondern auch in Schwaben eine fürchterliche Viehseuche aus, die allerorten sehr viel Vieh, und noch mehr Pferde wegraffte. Und [das] nicht allein; sondern man fand auch in den Wäldern vielfältig tote Hirsche, Schweine, und anderes Wildbrät.

Da der Krieg immer fürchterlicher zu werden, und uns näher zu kommen scheinte, wurde in unserer ganzen Diöces ein 40stündiges Gebet anbefohlen, welche 40 Stunden auf die folgenden Sonn- und Feier-Täge verteilt wurden.

Für Baiern wurde sonderbar ein vollkommener Ablaß auf 3 Monate verliehen, um welchen man nebst gewissem Gebet, und Kirchenbesuchungen alle Freitäge fasten, und dem eigenen Pfarrherrn beichten mußte; wer einen anderen Beichtvater verlangte, der mußte um solche Erlaubnis 7 Täge fasten. Mehrmal war ein Ablaß zu Abwendung [von] Krieg, und Pest täglich von 10 Jahren gegeben denen, die der Litanei von allen Heiligen, die täglich in den Pfarrkirchen vorgeschrieben war, beiwohnen würden.

1631

Dieses Jahr wurden wiederum Ablässe, und Andachten ausgeschrieben wie voriges Jahr und zu dem nämlichen Ziel.

Nachdem im Monat September der König in Schweden die kaiserliche, und baierische Armee in Sachsen geschlagen[9], und zerstreuet, wie auch die angrenzenden Landschaften, wohin ihn die Ketzer wo nicht berufen, doch gerne eingelassen[10], unter seine Gewalt gebracht, so drohte, und marschierte Er wirklich auf Bayern zu mit größter Furcht, und Schröcken des Landes.

Churfürst Maximilian[11] ließ eilends den Ausschuß seiner Land-Miliz aufbieten, um die baierischen Grenzen zu besetzen. 8 Mann wurden von Erling ausgehoben, die nacher Donauwörth marschierten, und sich daselbst verschanzten. Sie kamen aber im Oktober alle zurück, weil sich der Feind nacher Franken gewendet hat, allwo er die Schlösser, Kirchen, und Klöster mit großer Wut beraubet, Würzburg, worin 1200 [Mann] Besatzung erschlagen worden, eingenommen[12], und allerorten mit Tyrannei gehauset hat. Was die Flüchtlinge, die von dort ins Baiern gekommen, für Schrecken verbreitet haben, ist leicht einzubilden, so daß [man] an vielen Orten schon auf die Flucht bedacht war.

Am 15. Oktober wurde der Herr Prälat eilends nacher München berufen, und der Bote erzählte, daß in München alles in größter Bestürzung und Verwirrung seie. In Abwesenheit des Herrn Prälaten ging der P. Prior um Mitternacht dahin ab. Der Churfürst empfing ihn bei der Hand, und sagte, daß der ketzerische Anteil von Augsburg den Schweden-König um Hilfstruppen angerufen, und der König dieselben auch zugesagt habe. Es seye also ein Einfall in Baiern zu befürchten, und Heiligenberg möchte also den Hl. Schatz und andere Kostbarkeiten indessen zusammenpakken, um solches alles seiner Zeit in Sicherheit zu bringen.

Den 23. November kam mehrmal [wieder] ein Schreiben vom Hof zu München, der Herr Prälat solle alsobald den Hl. Schatz nacher Ingolstadt, Wasserburg, Braunau oder Burghausen oder anders befestigtes Ort in Sicherheit bringen, und 6000 fl. Anlehen zu Unterhaltung des Militairs ohne Weigerung einschicken, um so mehr, als sich Frankreich wider Kaiser und Reich für die ketzerische Partei erklären will.

Da die Sachsen in Böhmen eingefallen, und die Hauptstadt Prag eingenommen haben[13], auch die Reichsstädte den Schweden vielfältig die Schlüssel frei entgegen trugen[14], so war für Baiern die höchste Gefahr von unten von den Sachsen, und von oben von den Schweden überfallen zu werden, um so mehr, als dasselbe laut bedrohet wurde, weil es die allgemeine Zuflucht der katholisch Gesinnten war, und in selbem alle Anschläge wider die Gegenpartey geschmiedet wurden. Demnach wurde von unserem Churfürsten eilends die junge Mannschaft von 18 bis 40 Jahren geschrieben, und von Erling 8 Buben ausgehoben, die sich den 24. Januar [1632] in München zu stellen hatten.

1632

Den 16. Februar erginge der churfürstliche Befehl an den Herrn Prälaten zu Heiligenberg, die Hl. Reliquien alsbald wieder auszupacken, und an ihren Ort zu stellen, um dem Volk die überflüssige

Furcht zu benehmen, welches allgemeine Freud, und Hoffnung der Sicherheit für Baiern versprach.

Allein da der Feind sich zurückzuziehen schien, nahm er unversehens ohne allen Widerstand, ja gewunschen, und gerufen Nürnberg ein, und ging den 5ten April auf Donauwörth los, um in Baiern einzubrechen.

Der Churfürst versammelte geschwind sein Militair und eilte nacher Ingolstadt.

Nacher Heiligenberg kamen eigenhändige Briefe des Churfürsten, den Hl. Schatz ohne Verweilung in Sicherheit zu bringen. Die Gefäße wurden in Kisten gelegt, und auf Wägen geladen, die ausgenommenen Reliquien aber getragen. Und der P. Prior begleitete den Schatz bis nacher Burghausen. Der Herr Prälat [Abt Michael Einslin] trug die Hl. 3 Hostien auf seiner Brust bis nacher München.

Die folgenden Täge, und Wochen wurden in lauter Jammern, Furcht, und Elend zugebracht: Alles war mit Vergraben, Einpacken, und Flüchten beschäftigt. Bald hieß es, der Feind habe schon Donauwörth, Augsburg, Friedberg besetzet, ja er habe schon die Amper passiert, befinde sich schon in Seefeld. Im Kloster befanden sich so nur mehr 2 Herren, und die Erlinger brachten die Nächte meistensteils in den Wäldern zu. Weil man aber sowohl von Briefen, als [auch] Erzählungen öfters betrogen ward, so machten Weilheim, Heiligenberg, und Seefeld gemeinschaftliche Sache, und besetzten mit 700 Mann die Brücke zu Stegen, teils den Übergang der Feinde auszuspähen, teils den Freibeutern Einhalt zu tun.

Den 20. April ergab sich Augsburg ohne Schwertstreich den Schweden.

Von unten herauf hat der Feind schon wirklich Regensburg, Landshut, Moosburg, Freising besetzet, und aller Orten mit unerschwinglichen Schatzungen, Verwüsten, Brennen, und Morden übel gehauset. Zur Überzeugung dieser Wahrheit sahe man alle Nächte von weitem 4, 5 und noch mehr Feuersbrünste[15].

Den 4. Mai hat der Magistrat von Landsberg wider den Willen der Bürgerschaft, und der Besatzung, da sie dem Feind noch weit überlegen waren, demselben die Stadt schändlich übergeben, wobei eine Menge Getraid, und Salz dem Feind in die Hände geraten, und die Stadt eine ungeheuere Schatzung erlegen hat müssen. Noch ärger wurde die umliegende Gegend hergenommen, wo Vieh, und Pferd, und alle Lebens-Mittel unter größten Gewalttätigkeiten, Morden, Brennen, und Verheerungen, und anderen Schandtaten weggenommen wurden, so daß die Dörfer verlassen, und die Wälder bewohnt wurden.

Den 15. Mai hat sich München gegen 300 000 Taler, und andere

Bedingnisse[16] dem König Gustaph[17] ergeben, und jedermann mußte seine Gelassenheit, und Disciplin bewundern. Denn alles Leben, Eigentum, und Ehre war unter Ihm sicherer als selbst unter der churfürstlichen Garnison[18]. Allein anders war es auf dem Land, das der König, wie man sagt, seinen Soldaten zur Beute überlassen hat. Da wurde kein Gut, keine Ehre, auch das Leben nicht, verschont[19]. Von Heiligenberg aus sah man allerorten Feuer, und Rauch aufgehen.

Den 17. plünderten die Schweden Schloß, und Dorf Gauting, Brunnen etc.

Den 18. kamen früh morgens 16 Reiter vor das Tor des Klosters Heiligenberg, und da sie nicht gleich eingelassen wurden, hieben sie das Tor mit Hacken und Gewalt ein, und nur mit Mühe retteten sich die 2 Herren, Hausmeister und Pfarrer, mit den Bedienten, die noch da waren, durch den Garten in das Kiental, und nahmen die Flucht weiter an den See, wo schon eine Menge Leute, und Kinder weineten und heulten, nacher Dießen. Der eine trug ein Brot, der andere ein Bett, die mehreren nichts als weinende Kinder.

Die ersten besagten feindlichen Reiter blieben nicht länger als 2 Stunden, raubten 26 Pferde, und das Bessere, was sie im Kloster fanden, und gingen damit davon. Um 9 Uhr kamen mehrere andere, raubten nochmal, und wurden von einigen Reitern, die von Weilheim kamen, in die Flucht gejagt, und 2 davon getötet. Die Weilheimer zogen als Sieger ins Kloster ein, raubten mit, und gingen von Wein, und Bier volltrunken nacher Haus, und überließen Kloster, und Dorf ihrem Schicksal. Und das geschah am Auffahrt[20] Erchtag[21].

Es kamen bald mehrere nach, und am Mittwoch, als am Vorabend der Auffahrt wurde abends das obere Wirtshaus[22] abgebrannt.

Um den Schauplatz des Krieges aus Baiern wegzubringen, rückte der Churfürst mit seiner Mannschaft auf Nürnberg zu, um die Stadt dem Feind wieder wegzunehmen.

Der König Gustaph rufte seine Armee, die in Baiern ausgebreitet war, zusammen, und rückte ihm nach. Und so wurde Baiern in etwas von dem Feind geräumt.[23]

Was sich in der Zeit von 3 Wochen, und darüber, bei Anwesenheit des Feindes, in Heiligenberg zugetragen, allda zugetragen, hat sich nach der Hand, nach dem Abzug der Schweden, und der Zurückkunft einiger Domestiken und Geistlichen vorgefunden. Das Gotteshaus war voll Gestank und Pferd-Mist, auf den Altären Überbleibsel von Futter, die Opferstöcke alle zerbrochen, und die Grabstätte des Stifters geöffnet, jedoch waren die Altäre, und die Bildnissen derselben alle unverletzet, ausgenommen die Bildnisse des hl. Rasso, die gestümmelt, und mit Kot bedecket außer dem Gotteshaus gefunden worden. Was an Kirchenwäsche, und Paramenten geraubt worden, ist von keinem großen Wert, da alles Bessere aus dem Wege geräumet worden.

Was aber wunderbarlich ist, das hat sich mit dem Mutter-Gottes-Bilde, das dermal auf dem oberen Hochaltar stehet, dortmal aber anstatt des wunderbarlichen Bildnisses derselben, das in die Sicherheit gebracht worden, auf dem unteren Choraltar gestanden, zugetragen. Dieses Bildnis konnte nämlich mit keiner Gewalt von der Stelle, wo es ganz frei stand, beweget, und herabgeworfen werden, wie es die Heiligen-Lästerer mit allen Kräften verlangten. Da dann solches aus Bewunderung der Sache, und in Meinung, daß hinter diesem Bilde ein Schatz verborgen worden, dem Obersten zu Ohren gebracht worden, so hat solcher von dem, was schon vorbeigegangen, unterrichtet, verboten, weiters Hand an das Bild anzulegen, mit dem Zusatz, daß ihres Königs Willen nicht seie, mit den Bildern der Heiligen Krieg zu führen. Welches alles dieser selbst im Kloster Ettal, wo er als Salva guardia hin beordert worden, frei, ob er schon selbst ein guter Ketzer war, erzählet hat.

Eben so wunderbarlich ist es auch, daß das Klostergebäude, wo die Feinde öfters, und an mehreren Orten Feuer angeleget, um, der Wallfahrt zu Trotz, dasselbe ganz zu verheeren, wie die Ketzer von Augsburg, Ulm, Nürnberg verlangten, niemal Feuer gefangen habe, so daß sich die Gottlosen nach der Hand selbst verwunderten, und die Sache an mehreren Orten erzählten, und auch zu Herrsching fragten, was denn das für ein Ort, der kein Feuer fange.

Übrigens war im ganzen Kloster eine abscheuliche Verwüstung; keine ganze Tür, kein Schloß, kein Kasten, kein Schrank, kein Fenster, das nicht zerbrochen war; alle Gänge, alle Zimmer, das Refectorium, Dormitorium, Colloquium waren mit Stroh, zerschlagenen Fenster- und Tür- und Kästen-Splittern, mit Pferd- und Menschen-Unrat, mit Gestank und Grausen, so angefüllet, daß 5 Mann 10 Täge genug zu tun gehabt, das Kloster nur vom größten Unrat zu reinigen. Vom ganzen Hausrat, von Kuchel- und Tischgeräten war nichts mehr da, oder zerbrochen. Von der Menge von Betten fand man kaum eines, und das andere, und diese ohne Leinenzeuge, ohne Kissen, und Polster. Von anderen lagen die Federn in den Gängen und Zimmern, mit anderem Unrat zerstreuet. Man kann aber wirklich nicht sagen, ob die Auswärtigen, oder einheimische Diebe mehr geraubet haben; denn nicht nur bei dem letzten Abmarsche, sondern auch bei dem öfteren Abzug der Feinde, und Einzug der anderen war immer das Kloster voll Männern, und

Weibern, deren ein jedes nahm, was ihm gefiel. Wenigst wurde nach der Hand auf Vorstellung, und Gewissens-Rührung manches freiwillig und anderes bei gerichtlicher Haus-Untersuchung zurückgebracht.

Da im Kloster kein Brocken Brot, kein Körnl Getraid vorfündig war, so mußten anfänglich die sparsamen Lebens-Mittel alle sowohl für die wenigen zurückgekommenen Herren als [auch für die] notwendigen Tag-werker von Diessen, Landsberg, und München hergebracht werden.

Außer ungefähr 50 Stück Hornvieh, und einer Anzahl Schafe, die auf die Alpen vom Kloster Schlehdorf geflüchtet worden, sind über 116 Stük-ke von verschiedenem Vieh, und Geflügel geraubet worden. Die Schwaig Rothenfeld[24] wurde abgebrannt, wobei alles, was dahin geflüchtet, und vergraben worden, mit verbrunnen oder geraubet worden.

Zu Kloster Schäftlarn, wohin 4 Fässer von den besten Kleidern, und Habiten in Sicherheit, und von da, weiß nicht, aus was für Übersehen-heit, nicht mehr weiters gebracht worden, sind dieselben ganz verlustig worden.

So ging es auch mit dem geflüchteten Zinn- und Kupfergeschirr, und den besseren Gast-Betten zu Fußberg, dermal Gauting, so daß man lange Zeit in erdenen Geschirren kochen, und essen mußte.

Zu Mühlfeld, allwo die kostbaren Congregations- und Komedi-Klei-der, samt mehrerem anderen Kloster-Hausrat verborgen worden, wurde alles verrathen, und geraubet. Noch elender als im Kloster sah es im Dorf aus. Das obere Wirtshaus, das schöne Richterhaus, das neue Schulhaus, in allem 43 Häuser, fast das ganze obere Dorf lag in der Asche, wozu die Feinde am 24ten Mai Feuer angelegt haben. Und niemand durfte retten, alles Bitten, alles Heulen war fruchtlos. Einige sagen, daß es darum geschehen, weil die Erlinger die begehrte Brandschatzung nicht bezahlen wollten oder konnten, andere wegen den 2, die neulich von den weilheimschen Reitern getötet worden, worunter einer von großem Adel war. Nebst den Häusern ist auch der Turm, und die Dachung von der U. L. Frauen-Kirch[25] und viele Paramente von dieser und der St. Veits-Kirchen[26] mit verbrunnen.

Wie die Behausungen, so waren auch alle anderen Hauß- und Bau-fahrnisse hin. Kein Wagen, kein Pflug im ganzen Dorf. Von 140 Pfer-den waren einzige 3, von 400 Stück Hornvieh nur 4 mehr übrig. Schaf, Schwein, und das gesamte Geflügel war ganz, und gar verloren. Und nun stund die Heu- und Feldarbeit bevor. In anderen umliegenden Ort-schaften war das nämliche Elend, außer daß die meisten doch ihre lee-ren Häußer noch hatten. Und wer konnte helfen!

Von dem Elend, Hunger, und Schröcken der einen durch 3 Wochen bei nassem Wetter in den Wäldern, und von den Schlägen, Verwundungen und Mißhandlungen der anderen im Dorf nichts zu melden, muß man sich nur über die sonderbare Grausamkeit der Feinde gegen die alten Presthaften, und Einfältigen erstaunen, die sie allerorten gezeiget haben. Von derley Gattung der Menschen sind in Erling 12 Personen ihre Schlachtopfer geworden, die sie nach vielen Plagen, und Martern getötet, deren die einen über 60, 80, auch 90 Jahre alt, und presthaft, die anderen aber sehr einfältig, und gut waren. Unter den Lebenden waren die einen verwundet, die andern presthaft geschlagen, die meisten vom Hunger abgemergelt.

Andere Greueltaten, wobei es auf Unzucht, und Schande, auf Gottesraub, und Gotteslästerung ankam, lassen sich aus bisher Gesagtem leichter abnehmen, als sagen. Zum Beispiel dienet die Tat in Traubing mit einem alten Mann und Weib, das sie abscheulich geschändet, und darnach gestimmelt, dem Mann aber die Augen ausgestochen, und darnach beide ins Feuer geworfen haben.

Obwohl bei uns etwas Ruhe war, waren wir doch niemal ohne Gefahr, weil sich die Schweden noch immer in Weilheim, Landsberg, und Friedberg befanden, und ihre Streifereien fortmachten, bis am 14. Julii, wo der General Kratz[27] mit seinen Leuten, und den Kroaten dieselben vertrieben, aber mehrmal [= wieder einmal] mit mehr nachgefolgtem Schaden, als Glück. Denn da die Augsburger mit den Schweden Friedberg das zweitemal überfielen, kostete es den meisten ihr Leben, und ihre Stadt, die fast ganz im Feuer aufging. Die Übriggebliebenen mußten durch das Land ihr Almosen betteln. Da den Landsbergern das nämliche gedrohet war, mußten sie all ihr Getraid, Futerasche und alles von Wert in das Lager des General Kratz mit sich bringen. Und da es versammelt war, nahm es Kratz mit sich, und zoche ab über Dießen nacher München, ob mit Wissen und Willen des Churfürsten wird sehr bezweifelt, wenigst wurde Kratz bald darnach cassiert.

Den 19ten Julii kamen Flüchtlinge von Landsberg, und erzehlten, daß die Schweden dem General Kratz mit seiner Beute auf dem Fuß nachfolgen, und so geriet wiederum alles in die größte Bestürzung, und alles sowohl im Kloster als im Dorfe begab sich in die Wälder, und nicht ohne; denn auch die Kratzischen nahmen Pferd und Vieh, wenn sie einige fanden, und anderes auf den Marsch mit sich, wenn auch die Feinde wirklich nicht nachgekommen sind.

Den 23ten Julii besetzten die Schweden Landsberg wieder mit unbeschreiblichem Schaden, und Qualen an Leib, und Leben, und Gütern nicht nur in der Stadt, sondern auch in der umliegenden Gegend.

Den 9ten August rückte der Graf General Fugger[28] mit seiner Mannschaft, und den Kroaten von München nacher Landsberg, um die Stadt zu entsetzen. Da der Feind fliehen wollte, war er schon von Kroaten, die durch den Lech gesetzet haben, umgeben. Er erbot sich öfters zur Übergab, wurde aber allemal abgeschlagen. Und da die Kroaten in ihren Gedanken schon die Beute teileten, und nach schwedischem Blut zur Rache ihrer Grausamkeiten dürsteten, wurde zu ihrem größten Unwillen den 16ten August, und wie man sagt, spöttlich accordirt, und baierische Besatzung in die Stadt gelegt, die doch die umliegende Gegend mit Proviant, und Geld unterhalten mußte, wovon doch Erling, da es größten Theils in der Asche lag, ausgenommen war.

Die Ernte war dieß Jahr sehr gesegnet, aber wegen Abgang von Pferden, und Wägen sehr beschwerlich, und langsam einzubringen. Das Getraid war sehr wohlfeil, weil jedermann geschwind verkaufte, um sich Pferd, und Vieh zu verschaffen, oder auch aus Sorge, daß es ihm nicht unentgeltlich vom Feinde genommen werde.

Allein über Winter wurde gar wenig angebauet, weil man ohne Pferde, und Pflug den Acker nicht richten konnte. Und das machte große Sorge für die Zukunft.

Die künftigen Tage bis auf den 27. Oktober, wo die Stadt Landsberg das drittemal dem Feinde übergeben worden, haben wir immer zwischen Furcht, und Hoffnung zugebracht, und uns zweimal auf die Flucht bereitet, weil die Schweden noch immer in, und um Augsburg waren, und zu verschiedenen Gerüchten Anlaß gegeben haben.

Schon am nämlichen Tage, wo Landsberg überging, kamen viele Flüchtige von der Gegend [um] Landsberg und kündeten Schrecken, und die Ankunft der Schweden an. Und wirklich kamen am anderen Tage schon einige Reiter, und Freibeuter im Kloster an, welche in das Bräuhauß brachen, das Kloster durchsuchten, und in 2 Stunden, wohl bezecht, den Weg wieder weiter Weilheim nahmen ohne weiteren Schaden. Sie kamen aber schon am dritten Tage mit einer ziemlichen Anzahl Vieh von allerhand Gattung zurück, traktirten im Dorf zu Erling die Weiber sehr übel, nahmen die Herde Schaf, die der Hirt verwahrlosete, und zu Heiligenberg die Herde Schwein mit sich nach Herrsching, nachdem sie sich zu Heiligenberg wohl bezechet hatten. Unter der Zeit taten sich die Machtlfinger Bauern mit mehr andern in der Gegend zusammen, versahen sich mit Waffen, und wollten die Berauschten und schlafenden Freibeuter zu Herrsching nächtlicher Weile überfallen, morden, und die Beute ihnen abjagen. Allein die Herrschinger drohten der Gewalt mit Gewalt zu widerstehen, und für ihre besten Freunde und angenehmsten Gäste, wie sie die Schweden nannten, zu streiten, und schickten die Bauern nacher Haus. Und in der Tat lebten die Herrschinger vielfältig von der Beute derlei Freibeuter, und Räuber, die es überall genug gab, um wohlfeil Geld. Abends kamen öfters, und mehrere Boten von Herrsching mit schrecklichen Drohungen um Bier nacher Heiligenberg für die Schweden, die doch schon voll waren (versteht sich wohl, für ihre Aliierten).

In der Nacht um 2 Uhr kamen nochmal einige Reiter in das Dorf, und durchsuchten nicht nur dasselbe ganz, sondern auch das Kiental, wo sie wußten, daß Leute sich, und ihr Vieh hingeflüchtet haben, traktierten die Leute übel, und nahmen alles Vieh mit sich.

Zu Herrsching erpreßten sie große Brandschatzung, und nahmen alles Vieh, das sie kurz vorhin von den besagten Freibeutern um spottwohlfeil Geld erkaufet haben, hinweg.

Bald hernach kam ein Herrschinger, und begehrte Bier für neu angekommene Schweden, die bald selbst nachkommen werden mit den größten Drohungen auf den Weigerungsfall. Die Heiligenberger packten wieder zusammen, und die Erlinger flohen in ihre Wälder. Und nach der Hand erfuhr man, daß es nichts als ein abgeredter Handel und ein Gewette war unter einigen nassen Zechbrüdern, ob sich noch einer von Heiligenberg ein Bier zu erhalten getraue. Den 16. November blieb der König Gustaph in dem Treffen bei Lützen in Sachsen samt unserem berühmten General Pappenheim.[29] Das verursachte bei den Katholischen Freud, und Hoffnung des Friedens. Aber es waren gleich [andere da], die das Commando der ketzerischen Armee übernahmen und die das Sprichwort wahr machten: es kömmt nichts Besseres nach.

Zu Anfang des Dezember rückte die baierische Armee zu 26 000 Mann stark, über Rain, und Donauwörth in Baiern herein, um den Feind von Landsberg und der oberen Gegend zu vertreiben. Diese wurden im Lechrain herauf bis nacher Weilheim verlegt, so daß manches Dorf ein, und anderes 1000, Utting allein 4000 Mann erhielt, welche ganz mit Mann, und Pferd von den Einwohnern unterhalten mußten werden. Hierzu geschahen allerorten die gewalttätigsten Erpressungen, Streifereien, und Plünderungen, so daß Elend, und höchste Armut allgemein wurde.

Heiligenberg, und Erling bekamen eine Salva Guardia, die freilich viel nutzte, ungeachtet, daß sie selbst viel kostete. Den 17ten Dezember wurde unsere Salva Guardia abgerufen zur Belagerung der Stadt Landsberg, wodurch uns die größte Hoffnung zuging, nicht nur von den Schweden, sondern auch von unseren Leuthen befreit zu werden, die den Feind außer Land verfolgen sollten.

Die Belagerung ging glücklich fort. Die Besatzung war schwach. Die Brücke war wirklich schon besetzt, das Tor schon geöffnet. Die Schweden zitterten vor den Baiern in ihrem Angesicht, die Schlüssel waren schon bereitet, um dieselben dem General Altringer[30], der die Belagerung kommandierte, entgegenzutragen. Und siehe, auf einmal kommt die Order, sich zurückzuziehen. Die Stadt wurde dem Schweden gelassen und die Belagerungsarmee zog sich wieder in ihr altes Standquartier in Baiern zurück. Jetzt war erst höchste Not.

Die Erlinger brachten daher ihre Pferde, ihr Vieh, und Getraid, und was sie sonst noch hatten, in das Kloster zur Sicherheit. Das Getraid, und anderes wurde in den geschlossenen Kirchenkapellen, die Pferde, und das Vieh aber in dem unteren Kloster- oder Kreuzgang eingestellt. Selbst Mann, Weib, und Kinder verließen ihre leeren Häuser, und wohnten im Kloster.

Man schickte nacher Weilheim zum obersten Kriegskommissär von Haslang[31] um eine Salva Guardia. Bevor aber diese ankam, plünderten die Kroaten das Dorf, erbrachen alle Häuser, durchsuchten alle Winkel, fanden auch das Vergrabene unter der Erde, schlugen die ungedroschenen Hafer- und Getraide-Garben mit Prügeln aus, oder zwangen mit vielen Schlägen, wen sie fanden zum Ausdreschen, und nahmen alles mit. Im Kloster wurden sie mit einem Metzen Hafer abgespeiset.

Am 21. Dezember, als am Feste des hl. Thomas fielen mehrmal [= wieder einmal] 200 Reiter in das Dorf, und Kloster ein. Da aber eben die Salva Guardia ankam, und ihre Vorweisung machte, gingen sie ohne Raub ab.

Am hl. Tage der Geburt Christi kam der Herr Kriegskommissär und Obristleutnant von Haslang nacher Heiligenberg, und empfing die hl. Osterkommunion samt seiner Frau mit Eifer, wobei sich auch mehrere Kroatenoffiziere einfanden, und den Tag mit Andacht feierten.

Tags darauf, als am St. Stephanstag wurde unsere Salva Guardia zur dritten Belagerung der Stadt Landsberg abgerufen, wozu uns schon Herr von Haslang Hoffnung gab. Am St. Johannestag wurde die Stadt eingeschlossen, Tags darauf beschossen, und abends erobert[32], die Garnison gefangen genommen, die Offiziere nacher München geschickt, und die Gemeinen unter die Regimenter gestoßen[33]. Bald darauf wurden dem Feind auch die Städte Kaufbeuren[34], Mindelheim, Memmingen[35], und Kempten[36] weggenommen, und überall große Beute erobert. Bei Kempten kam es zum Treffen, das vier Tage dauerte und vieles Blut, und viele Offiziere kostete. Und die Unsrigen siegten endlich, und trieben den

Feind in die Flucht. Bei Biberach mußten sie aber wieder unverrichteter Sache abziehen[37]. Und so nahm doch dieses Jahr noch ein besseres Ende.

1633

Den Anfang dieses Jahres lebten wir etwas ruhiger, jedoch immer in Furcht, weil sich die Schweden in Augsburg, und anderen Reichsstädten noch immer festhielten. Zu Erling war nichts mehr in den Häusern als Not. Die Hälfte lag in Asche, die anderen hatten vielfältig kein Dach, und keinen Mantel, und die Gärten keine Planke, keinen Zaun, welches alles die feindlichen Wachtfeuer verzehrt haben.

Zu dem kam eine unerschwingliche Kriegssteuer auf die Höfe, die aber nichts geben konnten. Heiligenberg sollte 4 gerüstete Pferde stellen, hatte aber nur 2 sehr alte und hinfällige. Die 4 besseren sind vor kurzem auf dem Wege nacher München von dem Wagen ausgespannt, und weggenommen worden.

Den größten Schröcken, und Schaden verbreiteten immer die Augsburger mit ihren verbrüderten Schweden, die öfters auch in die weiteren Gegenden des Lechrains ausfielen, raubten, und töteten.

Zu allen diesen Übeln kamen auch noch unerhörte, und so schreckliche Winde, die mehrere Tage wüteten, daß sie Bäume, [und] Häuser stürzten, und verwüsteten, und zu Erling auch den Pfarrturm mit großem Schaden der Kirche einstürzten.

Den 3. Februar ging unsere ganze Armee wieder aus Schwaben [nach] Baiern zurück[38], und nahm ihre vorige Station am Leche[39] ein, wovon das Hauptquartier mehrmal [= wiederum] in Weilheim zu stehen kam.

Den 4. Februar waren schon wieder die Kroaten da, und plünderten das Dorf an allem, was sie fanden.

Zu allem Glück haben die Erlinger tagsvorher, und noch am nämlichen Morgen ihre mehreren Sachen in das Kloster zur Sicherheit gebracht. Obwohl eine neue Salva Guardia von Weilheim ankam, waren doch die Kroaten zu viel, um sie abzutreiben. Sie brachen überdies in die Mühle, und nahmen alles, was darin vom Kloster, und Dorf an Getraid, und Mehl zu finden war.

Den 6. Februar wurde schon wieder ein Quartier auf 200 Reiter angesagt, die den andern Tag nachkamen, und die mit allem Unterhalt versehen werden mußten. Da aber in allen Häusern für die eigenen Leute nicht einmal Brot genug da war, und um bares Geld die Verpflegung nicht zu bekommen war, mußten die guten Leute vieles ausstehen. Das Kloster hatte nebst den Offizieren noch 40 Mann zu verpflegen.

Am Aschermittwoch gingen die Gäste wieder ab über Stegen nach Landsberg, wo sie sich mit anderen vereinigten, und darnach den Feind mit vielem Verlust zurückdrückten, und 300 Wagen erbeuteten. Da aber in Schwaben alles aufgezehrt war, kamen bald wieder 600 Reiter von den Unsrigen, die nacher Weilheim, Murnau, und Tölz verlegt wurden. Die Weilheimer schickten fast in alle Dörfer, und Klöster Salvam Guardiam, um ihre Leute zu vermindern, und auf fremde Kosten zu unterhalten.

Den Monat März hatten wir viele Durchzüge von wenigeren und mehreren, die wir immer sehr kümmerlich mit Roß, und Mann zu verpflegen hatten.

Den 30. März rückte unsere Armee von Schongau über Weilheim, und Dießen gegen Landsberg, um die Schweden von dem Lech zu vertreiben. Und am nämlichen Tage waren schon wieder Freibeuter da, die in Erling auf dem Feld, und in den Ställen 7 Pferde, und in den Häusern allen Hafer, und, was sie an Viktualien fanden, wegnahmen.

Den 31. und folgenden Tagen kamen bald Reiter, bald Fußgänger auf Futerascherpressungen, die nebst dem Getraid auch Zeit und Gelegenheit hinwegnahmen, das Sommerfeld anzubauen, da doch schon am Herbst fast nichts über den Winter hat angebaut werden können, welches sehr böse Aussicht auf die Zukunft gab.

Da die Presser mit den Leuten sehr arg, und grausam verfuhren, so verließ alles Haus, und Dorf, und flohen ins Kloster, so daß das Kloster von innen voll Männer, und von außen voll Weiber, und Kinder war.

Am nämlichen letzten März kamen zweimal ein Haufen Reiter vor das Kloster, und begehrten mit Ungestüm Kost, und Trunk, und Futter für die Pferde, und alles, was die Bauern in das Kloster geflüchtet hatten. Die ersten ließen sich endlich mit Bier, und Brot abspeisen, die andern konnten aber nicht eher abgetrieben werden, bis die Bauern im Kloster mit allerhand Waffen zusammenstanden, und die Gewalt mit Gewalt abtrieben. Sie kehrten aber bald wieder zurück, und wollten den zweiten Sturm machen, wo zu allem Glück der Capitain Neupeck mit einem Commissär, und 3 Eskadronen Reitern nacher Weilheim gehend, inzwischen kam, der aber die Stürmenden selbst nicht ehender abtreiben konnte, bis er seine Mannschaft wider sie anmarschieren ließ. Er hatte auch die Gnad, und hinterließ bei seinem Abmarsch uns 5 von seinen Scharfschützen zur Sicherheit, wo auf die Nacht 4 Dragoner als Salva Guardia von dem Oberstwachtmeister Herrn von Kronburg uns zugeschickt wurden, die dem Kloster, und dem Dorf sehr nützlich waren, außer daß die Freibeuter, wenn sie im Dorf oft leer abziehen mußten, die Rache oft an den Häusern ausließen.

Am 1. April zog sich die ganze Armee um Dießen, und Utting zusammen, um über Landsberg dem Feinde entgegenzuziehen. Hierzu wurde am 3. auch unsere Salva Guardia abgerufen. Diese Salva Guardia hat bisher dem Kloster über 220 fl. nur an barem Geld ohne andere Unterhaltung gekostet. Sie hat uns freilich auch vieles erhalten, aber für wen? Für sich, oder den Feind, wer immer zurückkommt?

Weil die beiden Felder[40] noch gar wenig gebauet waren, machten die Erlinger gemeinschaftliche Sache, und spannten ihre wenigen Pferde zusammen, und baueten fast die ganzen Felder. Die übrigen, die nicht arbeiteten, bewachten das Feld wider den Einfall der Freibeuter, und beschützten mit verschiedenen Waffen die Arbeitenden.

Den 10. April wurde unsere Armee bei Aichach[41] geschlagen, und schändlich zersprengt. Obwohl der General Johann von Werth[42] darnach das Beste tat, war er doch allein dem Feind nicht gewachsen, da sich alle übrigen auf die Flucht begaben. Die Unseren machten überall Beute, und gingen über die Isar zurück, und ließen München, und unsere Gegend dem Feind über.

Die folgenden Tage sahen wir überall Feuer, wodurch die schönsten Wohnungen, Schlösser, und Dörfer in der Gegend von Augsburg, Aichach, und Dachau in Rauch aufgingen, woher auch eine unzählbare Menge der Einwohner, die ihre Häuser verlassen, und schröckliche Tyranneien der Feinde erzählten, mit Pferd und Vieh ankamen und den Alpen zueilten, denen auch die Erlinger, und die von Heiligenberg auf der Flucht nachfolgten, weil sie ihren Wäldern nicht mehr trauten, die die Schweden durchstreiften.

Den 15. April forderten die Schweden die Stadt Landsberg [zur Übergabe] auf, und am 16. waren sie schon zu Dießen, und in Fischen, wovon sie mit einigem Vieh und Pferden wieder zurückkehrten.

Den 17. brannten sie über 40 Häuser in der Vorstadt zu Weilheim ab; sie wurden aber meistenteils von den Flüchtlingen, von welchen die Stadt voll war, wieder abgetrieben, und die Stadt von Feuer, und Feind gerettet.

Eben am 17. fielen einige schwedische Freibeuter ins Kloster zu Heiligenberg, zu denen immer mehrere nachkamen, und sich bis 3 Tage aufhielten. Sie zerbrachen Türen, und Kasten, Fenster, und Tabulaten und raubten an Geschirren, Kleidungen, an Getraid, und Hafer, und was sie vom Kloster, und den Dorfleuten darin fanden. Was sie zerstreueten und wegwarfen, nahmen einige Weiber von Erling, die vorhin meistens von dem Almosen des Klosters lebten. Ohngefähr kamen einige Kroaten von Polling her. Da sie im ganzen Dorfe keinen Menschen fanden, gingen sie ins Kloster, trafen die Schweden mit den Weibern, die ihnen kochen mußten, beim Essen an, gaben auf sie Feuer, nahmen 6 gefangen, und führten sie samt ihrer Beute nacher Polling zurück. Einige sind entflohen, und 2 haben sich auf dem Getraidkasten verschlossen, sind aber nachmal von den Bauern gefunden, zu Boden geschlagen und von dem Kasten in den Hof hinabgestürzt, und einer tot und der andere mit ihm lebendig begraben worden.

Andere Schweden, die den Wagen, mit unseren großen Votivkerzen und anderer Beute beladen, nach Fischen begleiteten, wurden auf dem Weg von den Kroaten überfallen, und getötet, und die anderen nacher Polling gefangen abgeführt, und der Wagen, worauf aber nur wenige Kerzen mehr waren, dem Kloster zurückgegeben[43].

Den 19. April fing die Stadt Landsberg zu kapitulieren an, weil von München kein Succurs kam. Während der Kapitulation, und wieder gegebener Parole überstiegen die Feinde nächtlicherweile die Mauern, plünderten 4 Tage lang die Stadt, töteten über 160 Menschen, rissen den Baier-Turm nieder. Die anderen Türme, und was zur Haltbarkeit der Stadt gehörte, mußten die Bürger schleifen. Die Schweden verbrannten die Stadttore und nahmen eine Menge Männer und Frauen, Jünglinge und Mädchen mit sich, nebst einigen Ratsherren, dem Herrn Dekan und 3 Jesuiten, die nicht ohne, als nach bezahlter, fast unerschwinglicher Summa Geldes entlassen wurden. Für die Jesuiten mußten allein und insbesondere 3000 fl., und für den Herrn Dekan, der ein Jahr unter den größten Drangsalen ein Kriegsgefangener war, 500 Taler bezahlt werden. Und also nach verübten allen Gattungen Schandtaten, und Notzuchten gingen sie mit ungeheurer Beute sowohl von der Stadt als von der umliegenden Gegend, wohin alles von Wert geflüchtet worden, wieder ab, indessen unsere Armee in München und jenseits der Isar still saß, alles ruhig anhörte, und sich allerorten gute Beute verschaffte.

Die Erlinger hatten bei diesem Überfall weniger zu klagen, außer dem, daß, Laurentius Maul, ein Weber, und Vater von 7 Kindern, mit einer Wunde am Kopf, und Kugel durch den Leib umgebracht worden. Man konnte ihnen wenig nehmen, weil sie wenig hatten. Den 9. Mai kamen mehrmal [= wiederum] 40 Reiter von Schongau herab in das Dorf, zu übernachten. Man mußte ihnen vom Dorf eine Kuh, und vom Kloster alles Bier zur Verpflegung geben. Indessen machten sie in Ramsee[44], und Machtlfing Beute, und durchsuchten auch das Kiental, wo die

Erlinger sich hingeflüchtet haben, wo sie aber mit Steinen, und Prügeln zurückgetrieben wurden.

Den 18. Mai wurden alle Geistlichen, sowohl von secular- als regular Clero aus Augsburg (die von St. Ulrich allein ausgenommen) weggeschafft, und nach Landsberg convoyiert. Auch aus Landsberg mussten 50 Geistliche abziehen, und in Baiern, und Schwaben das Almosen suchen[45].

Zu diesen Kriegsplagen kamen noch andere. Auf die schönen, und warmen Frühlingstage stellte sich zu Ende des Mai eine große Kälte mit Schnee und Eis ein, die den Baum- und Feldfrüchten nichts anderes als Schaden machen konnte, worauf eine langwährige Trockene folgte, die das Übel noch größer machte. Viele Leute lebten schon von Kräutern, und bei noch mehreren war Nachmehl- und Kleien-Brot die beste Speise. Zu München war Getraid auch um sehr teueres Geld hart zu bekommen, aber noch härter nacher Haus zu bringen, weil öfter durch Räuber, und Freibeuter der Wagen samt Pferden hin war.

Am Vorabend des Fronleichnams kamen von München schon wieder Briefe, daß der Feind sehr nahe sei, und wir uns zur Flucht bereit halten sollten. Es war aber blinder Lärm, bis auf dies, daß die Augsburger Schweden öfter in nähere, und weitere Orte Ausfälle machten, und mit Grausamkeiten Beute eintrieben.

Den 9. Junii gingen mehrmal [= wieder] 200 Reiter von den Unseren in Erling durch, die von Hurlach[46] herkamen, allwo sie den Augsburgischen Kaufleuten, die mit vielen Waren nacher Bozen in Tirol auf die Messe reiseten, den Weg abgewartet, 150 von ihrer Bedeckung niedergemacht, und mehrere Wägen mit Waren, die sie wirklich mit sich führten, erbeutet haben. Die übrigen haben sie in Brand gesteckt, weil der Feind ihnen zu nahe kommen.

Den 10. Junii durchstreiften wieder einige Freibeuter Ramsee, und Mühlfeld, wo sie einige Stück Vieh wegnahmen, die sie aber endlich wieder um 2 Taler auslösten.

Bei diesen immerwährenden Durchzügen, und Streifereien war das Ärgste, daß die Pferde weder im Stall, noch auf der Weide, noch auf dem Wege eine Stunde sicher waren, wobei alle Arbeiten, und Zufuhren an Lebensmitteln eingestellt waren.

So arg als es bisher uns allhier ergangen, sagten doch die Schwaben, die öfters auf ihrer Flucht zu uns kamen, daß wir noch im Paradiese seien.

Den 13. gingen mehrmal einige Kroaten hier durch, die vom Leche herkamen, und erzählten, daß sie, 400 an der Zahl, den Augsburgern nächst an der Stadtmauer 400 Stück Vieh von der Weide weggenommen haben. Eben um diese Zeit stellte sich an vielen Orten auch eine Viehseuche ein, die selbst zu Heiligenberg 18 Stück, die unlängst gekauft worden, wegnahm.

Der Herr Generalvikar von Augsburg ließ von Schongau, wo er sich nach seiner Vertreibung niedergelassen, Briefe ausgehen, daß die Beute, die neulich die baierischen Reiter zu Hurlach gemacht, nicht von Augsburger Kaufleuten, sondern von der vertriebenen Geistlichkeit ihren Gütern gewesen, welche ihnen nachgefolget. Man möchte also das unterwegs davon Veräußerte aufbewahren, bis solches zu seiner Zeit eingelöset werden könne[47].

Den 9. Julii übersetzten die Schweden wieder an mehreren Orten den Lech, welches bei uns wieder den größten Schrecken verursachte, so daß sich [alles] zur Flucht bereitete. Sie gingen aber zu Landsberg wieder hinüber, und raubten zu Schongau, Kaufbeuren, und selbiger Gegend wieder arg.

Den 13. Julii gingen mehrmal 120 Kroaten hier durch, den Schweden nacher Schongau entgegen, begnügten sich aber mit Bier und Brot.

Den 14. dito fanden sich schon wiederum 40 Reiter ein, meistens welsche, die sehr ungestüm, und gewalttätig Fleisch verlangten, das man ihnen nicht geben konnte, bis wir uns selbst mit Waffen entgegengestellt, worauf sie mit Brot vorlieb nahmen.

Da die Freibeuter immer Pferde raubten, und wieder verkauften, so daß mancher sein eigenes Pferd öfters wiederkaufen mußte, so wurde durch ein allgemeines Landgebot verboten, von einem Soldaten ein Pferd zu kaufen unter Verlust desselben, um denselben die Gelegenheit zu benehmen, solche zu rauben.

Am 28. Julii wurden von Erling, Machtlfing, Fischen, und Pähl wieder mehr als 30 Pferde weggenommen. Im Kloster selbst befanden sich nicht mehr als 2 oder 3 Pferde, und wann man mit diesen eine Fuhr ins Holz oder auf das Feld machen wollte, mußten immer die Klosterbedienten mit Gewehren, und einige Geistliche zur Sicherheit mitgehen.

Zu Ende des Julii waren alle Brunnen, und der Bach im Dorf ganz ausgetrocknet, der Brunnen zu St. Elisabeth allein ausgenommen, der für Menschen, und Vieh, für Kloster, und Dorf erklecken mußte. Den 1. August taten sich einige Erlinger zusammen, um eine Fuhr um Getraid nacher München zu machen. Nächst Unering wurden ihnen von den Räubern Pferde, und Geld abgenommen, und da einer nachher sein Pferd wieder an sich kaufte, wurde ihm dasselbe zum zweitenmal auf dem Heimwege weggenommen. Und das machte, daß sich nach der Hand kein Mensch mehr auf die Straße getraute, um etwas, auch Höchstnotwendiges, einzukaufen.

Den 7. August rückten 3000 Berittene von den Unseren unter Anführung des Obersten Schaftenberg in Starnberg ein, die sich in die umliegende Gegend verteilten, und überall sehr übel hausten. Bei ihrem Abzug am dritten Tag führten sie Pferd, und Vieh, was sie kriegten, mit sich fort, und hinterließen nichts als Schandtaten. Wehe dem, der sich widersetzte! Zu Perchting töteten sie einen Mann, und einem anderen schnitten sie Nase und Ohren ab. Unterdessen wurde dem Kloster mehrmal eine Salva Guardia von 2 Reitern zugeschickt ohne Verlangen. Sie begehrten aber für diese Gnade nebst einigen Viktualien einige Hennen, Hendl, Mehl und 2 Fässer Bier für die Offiziere. Wir schickten aber einen Rehschlegel von unserem Tische weg, 40 Maß Bier nebst Brot mit der Bitte, bei unserer Unvermögenheit des Übrigen vorliebzunehmen. Nach zwei Tagen ging diese Salva Guardia wiederum ab, begehrte für sich 9 fl. und hinterließ bei dem Wirt eine Zeche von 20 fl. –!

Zu Utting nahmen derlei Räuber den 10. August alles Vieh, und Pferd weg. Und da die Bauern wieder einiges mit Geld einlösen wollten, sagte ein Redlicher ihnen, sie sollten es nicht tun; denn über ein kurzes werden andere kommen, und es neuerdings abnehmen. Und dessen wird, so lange als ein Klau, und Huf übrig sein wird, kein Ende sein. Und so zeigte es sich in der Tat allerorten. Wehe für die Zukunft! Viele Äcker lagen schon öde, die Ernte war eben nicht die beste, und das künftige Feld konnte man nicht anbauen aus Abgang der Pferde. Welche bittere Aussicht für den äußersten Hunger!

Dem Kloster kamen die Pferde, die man in Sicherheit dahin gebracht, zum Guten, mit welchen man einfexte, und das künftige Feld bestellte, obwohl nie ohne Gefahr. Daher wurde im Kloster sorgfältig gewacht, und so bald man einen Schuß hörte, mußte man augenblicklich die Pferde ausspannen, und dem Kiental zueilen, welches auch geschehen.

Die Einfexung der Ernte war erbärmlich anzusehen, wo Menschen nebst ihrer auch zugleich Pferd-Arbeit tun mußten mit Ziehen, Tragen, und Schieben bei Abgang der Pferde.

Den 17. September wurde eine unerschwingliche Contribution für die Kroaten, so den Lech besetzten, ausgeschrieben. Nebst derselben des Dorfes mußte das Kloster wöchentlich 34 fl. abgeben, wo nicht, so würden die Kroaten dieselbe selbst mit noch mehrerem Schaden erheben.

Eben um dieselbe Zeit rückte der General Altringer, nachdem er Neuburg[48] und Aichach[49] wiederum erobert hat, mit einer ganzen Armee den Lech herauf, um sich mit den spanischen Hilfstruppen, die über die Alpen herkamen, zu conjungieren[50]. Und das verursachte uns wieder die größte Furcht, um endlich alles zu verlieren, wie wir aus der bisherigen Erfahrnis leicht mutmaßen konnten.

Es wurden zwar auf den Amper-Brücken überall Piqueter von Dragonern aufgestellt, um den Übergang der Freibeuter, und Räuber zu verhüten, allein diese machten es selbst, wo nicht ärger, wenigst nicht besser als die anderen. Sie tyrannisierten, und beraubten die ganze umliegende Gegend bis zum Abscheu. Wo sie in den Dörfern keine Menschen fanden, war alles ihrem Raub und Verderben ausgesetzt. Und wo sie solche fanden, die empfanden ihre Barbarei. Zu Possenhofen beraubten sie nicht nur das ganze Schloß, sondern auch den Herrn Herbarth [v. Hörwarth] selbst bis auf das Hemd, und er entging kümmerlich seinem Tod. Zu Seefeld machten sie es nicht besser, und durchschossen dem Beamten den Fuß, wofür einer von diesen Räubern von den Bauern mit Prügeln totgeschlagen worden. In anderen Orten als zu Aschering, und Traubing brachen sie in die Kirchen, raubten das darin Aufbewahrte, und verschonten auch den Tabernakel nicht, woraus sie die heiligen Gefäße nahmen, und die Hostien auf dem Felde ausstreueten, wo sie von den Bauern gefunden worden.

Bei den Tyranneien ist jedoch das Kloster Heiligenberg, und das Dorf Erling in Absicht auf andere noch wohl zugekommen.

Den 21. September übernachteten im Kloster der Graf Fürstenberg[51], und Graf Portia[52] samt 50 Reitern im Dorf, die dem Herzog a Feria, General der spanischen Hilfs-Truppen entgegengingen, die sich am 23. miteinander vereinigten, und Elsaß zumarschierten.

Den 30. September gingen wiederum 1000 Reiter zur Kaiserlich Spanischen Armee hier durch. Obwohl sie als Rekruten kein Kriegs-Exercitium verstanden, verstanden sie doch das Pressen, und Rauben, wobei die Einwohner wieder Haus, und Dorf verließen, und in die Wälder flohen.

Eben am 30. dieß, da die Augsburger wußten, daß Baiern von Militär ganz entblößt, und sie vom Hunger, weil die Kroaten schon lange Zeit nichts mehr hineinließen, getrieben wurden, überfielen sie die Stadt Landsberg, plünderten selbe 4 Tage, quälten, und marterten die Leute erschröcklich[53], und gingen mit der Beute zurück. 300 von denselben gingen nacher Peiting, um dort die Kroaten zu überfallen, und zu massakrieren, und sich davon loszumachen. Allein da viele auf Beute aus waren, und die andern sich flüchteten, nahmen sie mit Beihilfe der Bauern, denen die Kroaten wegen ihrer Räubereien mehr als die Schweden verleidet waren, ihre Bagage, und Pferde, und eilten zurück. Die Kroaten setzten ihnen zwar nach, und töteten 15 ihrer Leute. [Die anderen] kamen aber mit ihrer Beute nacher Landsberg.

Den 1. Oktober vernahmen wir wieder mit dem größten Schröcken, daß die Schweden in Stegen seien, und im Wirtshaus alles raubten, und verheerten, und in Inning 4 Rosse entführten. Nach der Hand sagte man, daß es Kaiserliche gewesen.

Auf die Nacht sah man im Lechrain gegen Augsburg zu erstlich 2, die aber nach und nach bis auf 6 anwuchsen, erschröckliche Feuersbrünste, wovon die eine Tag, und Nacht dauerte, woraus man nichts anderes schließen konnte, als daß die Augsburger Schweden nunmehr, weil sie in Baiern keinen Soldaten mehr wußten, alles verheerten. Daher bereitete sich wieder alles, sowohl im Kloster als in Erling, wo eben Kirchweihe war, zur traurigsten Flucht. Man wollte aber doch zuvor noch die Wahrheit über den Hergang dieser Sache einholen. Daher schickte man auf dem See einen Boten nacher Stegen, um die Sache zu erforschen. Und der brachte uns bald Freude zurück, erzählend, daß die Kaiserlichen den Augsburger Schweden, die von Landsberg mit ihrer obgesagten Beute zurückkehrten, den Weg abgewartet, und sie in Prittriching[54] nächtlicher Weile unversehens überfallen, ihnen alle Pferde, und Beute abgenommen, und den Feind über Bergen und Kissing mit großem Verlust verfolgt haben. Die Beute samt den Pferden haben sie über Stegen nacher München transportiert. Wie groß aber die Beute, und die Zahl der erlegten Feinde gewesen, hat man niemals recht erfahren können. Nachdem die Kaiserlich-Baierischen, die nicht stark waren, zurückgekehrt, kehrten auch die Feinde zurück, und verbrannten aus Rache in Prittriching 140, in Bergen alle bis auf 2 kleine, in Mering 40, in Kissing 9, und in anderen Orten unwissend wie viele Firste oder Häuser. Nach der Hand erzählte man anders: daß der Oberst Sperreuther[55] mit 3000 Schweden in Baiern eingefallen, die Stadt Landsberg, und selbe Gegend ausgeraubet, und sein Haupt-Quartier in Prittriching aufgeschlagen habe, daß eine Abteilung von Archibusier-Reitern des Generals Johann von Werth denselben zu Nachts in seinem Hauptquartier in Prittriching überfallen, ihm 3 bis 400 Pferde samt aller Bagage abgenommen, und das übrige, was nicht fortgebracht werden konnte, verbrennet, einen Oberstleutnant, einen Rittmeister, einen Cornett mit noch mehreren Offizieren getötet, und daß der Oberst Sperreuther sich selbst zu Fuß in einen Morast geflüchtet, wohin die Reiter bei der finstern Nacht nicht mehr nachsetzen konnten[56].

Den 13. Oktober, in der Nachkirchweih zu Erling, entstand mehrmal unter dem Gottesdienst ein Lärmen, wobei viele aus der Kirche liefen. Und es waren nur 5 Reiter, die nichts als Futter verlangten, und so dauerte das Hin- und Hermarschieren noch lang fort, das, obwohl es nie viel kostete, doch auch niemals ganz ohne Schaden war.

Um diese Zeit wurden von dem Ordinario viele Portatilia, und zinnerne Kelche geweiht, und in die Pfarreien ausgeschickt, wo nicht nur die Kirchen ausgeraubt, sondern auch die Altäre destruiert worden; ungeachtet dessen doch oft aus Abgang an Wein, Oblaten, und anderen nötigen Paramenten der Gottesdienst unterbleiben mußte, um so mehr, als die Pfarrherren nichts beischaffen konnten, und selbst nicht schwarzes Brot genug zu essen hatten.

Den 23. Oktober kam der Herr Prälat in sein Kloster Heiligenberg zurück, und brachte den Kurfürsten von Sachsen[57], der sich in München als Kriegsgefangener befand, mit sich.

Den 1. November erhielten wir schon wieder die traurige Post, daß die Schweden Neuburg[58] eingenommen, und dem Baierland neuer Einfall, und den letzten Untergang drohen. Auch von München hörten wir, daß man Soldaten zusammenraffe, um nach Aichach dem Feind entgegen zu gehen.

Den 6. November kam frühe vor Tag ein Bot von Herrsching gelaufen, und erzählte uns zur Warnung, daß bei der Nacht in Herrsching 20 Reiter eingefallen, die Leute mit Schippen versprengt, die Türen aufgebrochen, und nebst anderem 3 Pferde, und etliche Stücke Vieh geraubet, und einen alten Mann nach mehreren Wunden erschossen haben. Jedermann glaube, daß es Schweden sein müssen. Nach der Hand zeigte sich aber, daß es Kaiserliche gewesen seien. Den 19. November ging Regensburg an die Schweden über, großen Teils als Schuld der ketzerischen Bürger, die die Gegenwehr versagten[59]. Und das verursachte wieder Schröcken in ganz Baiern.

Den 22. November war mehrmal Quartier angesagt. Denn 3000 Reiter marschierten aus dem Elsaß zur Armee des Johann von Werth[60]. Und alsobald flüchtete ganz Erling wieder in die Wälder, und alle Häuser standen leer. Sie marschierten aber über Starnberg, und Erling war befreit, und alle nahegelegenen Orte, Pöcking, Traubing, Perchting, und Frieding etc. waren voll, und litten nicht wenig.

Den 26. waren wiederum 20 Reiter, oder vielmehr Räuber da, die sich aber, weil die Bauern sich in großer Anzahl versammelten, mit etlich Metzen Hafer abspeisen ließen, wiewohl nicht ohne Drohung.

Sogar im Dezember, wo doch eine ungewöhnliche Kälte war, hatten wir keine Ruhe. Im Unterland haben die Schweden unter dem Herzog von Weimar Straubing eingenommen, und hausten mit Rauben, Brennen, und Morden sehr übel. Bei uns heroben grassierten 30 Reiter oder Räuber, aus Kroaten, und Polaken bestehend, von Ort zu Ort, und machten es nicht besser. Sie waren beordert, die Augsburger im Zaum zu halten, ihnen alle Zufuhren abzuschneiden und den herumstreifenden Schweden Einhalt zu tun. Sie kamen ihnen aber zuvor, und machten es vielleicht ärger. Den 5. Dezember fielen sie in Brunnen[61] ein, raubten, und nahmen Pferde, Vieh, und was sonst ihnen gefiel, und erschossen den Pfarrherrn Johann Hüter, der seine Pferde nicht gleich gutwillig hergeben wollte.

Den 9. Dezember überfielen die Augsburger (Bürger und Schweden) das Kloster Fürstenfeld, und den Markt Bruck, machten überall ungeheuere Beute, und nahmen aus dem Kloster 5 oder 6 Herren Religiosen mit nach Augsburg, und einen davon nur im Hemde, und in der größten Kälte.

Den 12. machten sie nochmal einen Ausfall, und plagten die Lechrainer schrecklich, verbrannten zu Scheuring[62] einige Häuser, und die 2 Kirchen, und nahmen einige Bauern gefangen mit sich, und das verbreitete bei uns und in der ganzen Gegend allgemeine Furcht, und Schröcken.

Den 14. kam unser Fischer von Stegen zurück, und erzählte, daß dort einige Reiter angekommen, und gefragt haben, wie weit der hl. Berg, wie weit Seefeld, Dießen, Weilheim entlegen, ob zu Heiligenberg der Prälat, zu Seefeld der Baron zu Hause seien? Und das machte uns wieder auf die Flucht denken und bereiten. Den 18. Dezember ritten bei uns 2 Reiter ein mit schriftlicher Vorweisung, und Beglaubigung, daß sie als Salva Guardia zu verbleiben hätten, weil nächstens unsere ganze Armee aus dem Elsaß wird in Baiern einrücken, und zu Weilheim, und Schongau ihr Haupt-Quartier nehmen werde. Wer also von den Untertanen das Seinige erhalten will, der solle solches in das Kloster bringen, weil sie nicht überall Sicherheit verschaffen könnten. Und so wurde das Kloster wieder zum allgemeinen Pferd- und Viehstall, zur Niederlage der noch übrigen Habschaften der Untertanen, und zur offenen Tafern der Menschen, Weiber, und Kinder.

Die Machtlfinger, und Traubinger haben es bald erfahren, wovor uns unsere Salva Guardia gewarnt hat. Zu Machtlfing nahmen die Freibeuter 10 Pferde. Und da sie mit 23 fl. zum Lösegeld übereingekommen, und selbe empfangen, behielten sie doch die 4 besten Pferde. Zu Traubing erhielten sie das Lösegeld, und ritten mit den Pferden davon.

Da von mehreren Dörfern die Leute ins Kloster flohen, so wurde den Weibern, und Kindern in den äußeren Gebäuden des Klosters die Wohnung angewiesen. Weil aber eine große Kälte war, so gingen sie, um sich zu wärmen, in das Kloster. Die Männer verlegten die Zugänge mit Balken, versahen sich mit verschiedenen Gewehren, und mit Steinen, um das Kloster, und ihre wenigen Habschaften darin wider kleine Haufen der Räuber zu beschützen.

Den 19. Dezember gingen 14 Reiter, und Räuber durch Erling, und da sie im Dorfe nichts fanden, griffen sie auf dem Felde einige Marketender, die zur Armee gingen, an, und nahmen ihnen an Geld, und Waren einen Wert von 4000 fl. ab. Die Salva Guardia war uns gut dafür, daß die Schuld nicht auf uns fiel.

Bei der Nacht gingen 50 bewaffnete Bauern von Seefeld nach Aschering, und überfielen dort ein Komplott berittener Räuber, die in der Frühe den Seefeldischen unweit Münchens 5 Pferde auf dem Wege abgenommen haben, schossen ihren Anführer tot, sprengten die übrigen in die Flucht, und führten ihre Pferde mit nach Hause.

Den 20. kamen wieder mehr als 20 Berittene vor das Kloster, und begehrten zu essen, und zu trinken, und Futter für die Pferde. Unsere Salva Guardia schlug es ab, und da sie wenig respektiert wurde, rief sie die bewaffneten Bauern, und die Reiter zogen ab. Und so kamen den ganzen Tag hindurch die einen nach den andern. Einigen Fußgängern, die mehr bitteten als begehrten, gab man Bier und Brot.

Auf die Nacht waren 2 ansehnliche Berittene da, und begehrten für den Obersten wegen der Salva Guardia ein honorarium. Man schickte ihm einen Hirschen, und über das übrige entschuldigte sich man aus Armut.

Gleich darauf kam ein Eilbot von dem Generalissimo Altringer, aus Dettenschwang geschickt, der 3 oder 4 berittene Männer verlangte, die der ganzen Reviere und aller Ortschaften zwischen dem Ammer- und Würmsee wohl kundig waren, weil er des anderen Tages mit seiner Armee hier durchmarschieren müßte.

Den 21. begann früh um 9 Uhr der Durchmarsch, und wir sahen vor Nacht kein Ende. Kavallerie, Infanterie, Stücke, und Bagage folgten aufeinander, und von Erling teilte sich alles in seine gewissen Ortschaften aus. Die Offiziere betrugen sich sehr wohl. Die einen grüßten den hl. Berg von weitem, und die anderen besuchten ihn, bezahlten Bier, und Brot, und gaben noch reichlich Almosen. Allein die Gemeinen gaben unserer Salva Guardia, die ihrem Unfug widerstand, viel zu schaffen, und betrugen sich im Dorfe sehr übel, wo sie Öfen und Fenster einschlugen, weil sie Herr im Hause waren, und der Herr im Hause nichts zu essen fand. Und die anderen, und vielleicht noch mehrere gingen unten über Stegen vorbei. Auf die Nacht ward erst wahres Elend. Die letzten auf diesem Durchzug, die erst spät auf der Nacht kamen, waren die Spanier, noch zu einigem Glück, Infanterie. Die nahmen ihr Nachtquartier zu 1500 Mann in Erling, machten Rasttag, und blieben bis am 3. Tag. In das Kloster nahm man 2 Colonellen, spanische Grafen, samt ihrer Dienerschaft. Diese verlangte nicht mehr als 2 Zimmer, und die Kuchel mit wenigem Essen samt Bier, und Brot. Das übrige wollten sie bezahlen. Allein sie aßen frei, und die Dienerschaft war kaum zu begnügen, begehrte alles mit Gewalt, und bezahlte mit Grobheit. Sie verlangten auch Stallung, und Futter für 4 Pferde. Allein es wurden 20.

Nun im Dorfe, wo die Soldaten nichts als leere Häuser, und keinen Menschen fanden, war ein schrecklicher Anblick. Das ganze Dorf schien im Feuer zu stehen. Sie nahmen Stühle, und Bänke aus den Häusern, und trugen die Dächer ab, und füllten alle Gassen mit fürchterlichen Wachtfeuern, und das ganze Dorf mit Schreien, und Heulen an, wie sonst nur Hunger, und Verzweiflung zu tun pflegt. Kein einziger Erlinger, der von weitem zusah, versprach sich mehr sein Haus auf den anderen Tag.

Am anderen Tag durchstreiften sie die Wälder, und fanden manches für den künftigen Hunger, und Elend dort Verborgene. Wen sie auf dem Weg, und Feld antrafen, dem nahmen sie Kleider, Schuhe, und Strümpfe, und ließen ihn auf Schnee, und Eis bei der größten Kälte hinlaufen.

Eben am 22. Dezember brannten diese Unmenschen das schöne Schloß Mühlfeld ab. Sie trugen Tische, und Stühle zusammen, und machten Feuer darunter. Und da einige der ihrigen löschen wollten, denen drohten sie, sie totzuschießen. Der Herr P. Kellerer von dem Kloster eilte zwar mit der Salva Guardia, und mit einigen Spaniern, und Bauern dahin. Allein er konnte nichts mehr als die Kirche, [den] Turm, und den Weiher retten. Da wir uns bei ihrem Heerführer, dem Herzog a Feria über den Schaden beklagen wollten, mußten wir zuvor unseren Colonellen das Attestat ausstellen, daß sie dabei ohne Schuld wären. Solches wurde dann nach Starnberg an den a Feria geschickt. Dieser überschickte es an den Generalissimum de Altringer, der sein Hauptquartier in Perchting hatte. Und von daher kam ein Verweis an unsere Colonellen. Einer mußte alsobald das Kloster räumen, und sein Quartier im Dorfe nehmen mit dem geschärften Auftrag, künftig mehr für die Sicherheit des Klosters zu wachen. Dieser wurde uns zum Feind, und wir mußten erst wieder bei hoher Stelle bitten, ihn behalten zu dürfen.

Nachdem jedermann den 23. und den Aufbruch hart erwartete, war jetzt der Befehl da, daß sie noch länger zu verbleiben hätten, weil noch nirgends ein Winter-Quartier ausgesteckt war. Himmel! Man sah jetzt schon Bauern und Soldaten, nur halb gekleidet, von Elend abgebleicht, von Hunger ausgemergelt, mit bloßen Füßen bei der größten Kälte herumgehen. Und was wird es in der Länge werden! Die Soldaten aßen Hunde, und Katzen, und gestohlenes Fleisch, und die Bauern hatten oft mehrere Tage keinen Brocken Brot! Viele suchten in unserem Garten die Kraut- und überwinterten Salatstengel, Wurzen, und Kräuter zusammen, die sie roh, und gesotten aßen. Das Militär schickte nacher München um Viktualien, im Kloster schlachtete man das gerettete Vieh, und backte Brot, so viel möglich war. Es kamen auch fremde Bäcker aus Dießen, und anderen Orten mit Brot. Aber was war das unter so vielen, da im Dorfe 1500 Soldaten, und im Kloster Leute von mehreren Ortschaften beisammen waren! Da den Lieferanten der Viktualien im Hergang, oder das Geld im Hingang öfter mit Gewalt abgenommen wurden, blieben auch dieselben aus, und so stieg der Hunger auch bei den Soldaten auf das äußerste, den auch die Offiziere empfanden, weil sie um teueres Geld, das sie im Überflusse hatten, nichts mehr zu bekommen wußten.

Den 28. Dezember brachen die Hungrigen in die Kirche zu Unserer Lieben Frau im Dorf, stiegen bis unter das Dach, und nahmen dort das dahin geflüchtete Getraid, den Samen auf das Frühjahr, und die letzte Hoffnung der Bauern, nebst anderem, was sie fanden, weg.

Den 30. Dezember war Musterung des welsch-spanischen Regiments, und da war ein Spektakel zu sehen. Mehrere, nur halb volle Kompanien, schwarze und gelbe Gesichter, ausgemergelte Körper, halb bedeckte, oder mit Lumpen umhängte, oder in geraubte Weibskleider einmaskierte Figuren, eben so wie Hunger, und Not aussieht. Beinebens waren aber die Offiziere ansehnliche und prächtig gekleidete Leute.

Indessen erkrankten, und starben auch viele von den Soldaten vor Hunger, und Kälte, so daß ihr Feldpater in einem Tage 30 Kranke zur Beicht hören mußte. – Und das machte uns alle den Tod, das Ende aller übel, fürchten, oder hoffen.

1634

Den 1. Januar kamen 5 Wagen mit Proviant für das Militär von München, und 3 kamen leer. Denn man hat 8 Wägen dahin geschickt. Über dieses wurde unser Colonell aufgebracht, und begehrte von dem Kloster den Ersatz mit Brot oder ein Stück Vieh aus dem Stall. Da er unsere Armut in dem Speisegewölbe und Kellern selbst augenscheinlich einnahm, begnügte er sich mit 10 Laibeln von einem Bauern. Er schickte aber dieselben darnach wieder zurück, weil ein Marketender mit einigem Proviant angekommen.

Gleich darauf stellten sich einige Abgeordnete von dem Kurfürstlichen Kriegs-Commissario von Perchting ein, und forderten 6 Stück Vieh von denen, die die Bauern im Kloster hatten. Nach allem Protestieren, und Bitten begnügten sie sich endlich mit 4 Stücken.

Am Abend schickte der P. Kellerer eine Fuhr am See, um Mehl aus der Mühle von Dießen abzuholen, und einiges Getraid von den Armen hinüberzubringen. Am See waren 50 Mann Spanier, die nahmen das beste Pferd, und alles, was auf dem Wagen war, und wir konnten nichts mehr davon erfragen. Unsere Salva Guardia war dabei zu schwach.

Da unsere Salva-Guardianer sahen, daß auf solche Weise unsere Pferde, und Vieh immer weniger werden, und sie für jedes Stück täglich etwas Gewisses hatten, so begehrten sie ihr Ausgeworfenes auf einmal, für jedes Pferd 20 kr., und für jede Kuh 10 kr. Zudem wurden die Bauern täglich mit mehreren Vorspannungen nacher München, und anderwärts geplagt, wobei die Pferde allemal in der größten Gefahr waren. Das Elend dieser Tage bei uns läßt sich wahrhaft nicht beschreiben. In dem Kloster befanden sich über die tausend Menschen, alle Zimmer waren voll geschoppt, einer lehnte sich an den andern. Es war Winter, und kein Ofen, kein Bett, und oft in 3 und 4 Tagen kein Brocken Brot, indessen die eben so hungrigen Soldaten immer bei uns um Brot bitteten. Aus dem Dorfe hörten die Erlinger nichts als Lärmen, Schlagen, und Hämmern, wobei man ihre Häuser einriß, um Holz zum Feuern zu bekommen.

Den 4. speisten uns unsere Gäste wieder mit der Hoffnung ihres gewissen Abmarsches auf den andern Tag. Allein anstatt der Erfüllung ihres Versprechens forderten sie am andern Tag wieder Vieh aus unseren Ställen für die Soldaten, die sie nicht verhungern lassen könnten, mit der Bedrohung, solches, und desto mehr mit Gewalt zu nehmen. Und so kamen auch von anderen Orten mehrere, die 8 – 10 – 12 Stück Vieh begehrten, oder mit Gewalt nahmen, mit dem Zusatz, daß sie eher nicht abgehen werden, als bis kein Stück in dem Reviere mehr übrig sein wird. Sie werden aber bald [alles] aufgegessen haben, weil schon vieles Vieh für den bisherigen Hunger der Unsrigen aufgeschlachtet worden.

Den 6. Januar schickte der P. Kellerer nochmal einige Schäffel Getraid zum See, und in die Mühle nacher Dießen. Da erst das wenige zu Schiffe gebracht war, wurden unsere Leute von den welschen Räubern überfallen, das mehrere Getraid geraubt, den Unseren Schuhe, und Strümpfe ausgezogen, und so bei der Nacht über Schnee, und Eis anheim geschickt. Zu dem allen durften wir bei unseren Colonellen nicht klagen. Sie wurden von Tag zu Tag gegen uns feindseliger, und ungestümer. Sie begehrten von uns Sachen, die sie wußten, daß wir sie nicht haben noch haben könnten, als Honig, Oel, Eier, Kerzen, da sie doch nebst dem Unschlitt auch die Wachskerzen vom Gotteshaus alle schon selbst verzehrt haben.

Den 7. mußten unsere Bauern wieder 4 Wägen um Proviant nacher München anrichten. Und da nicht gleich alles auf den Zeitpunkt fertig war, wurden die Elenden, die ohne das vor Hunger, und Leid kaum [mehr] ein wenig lebten, von unserer Salva Guardia sowohl, als von anderen Soldaten so barbarisch mit Schlägen traktiert, daß man es nur bewundern mußte, wie sie mit dem Leben davon gekommen sind.

Am 8. Januar kamen wieder 7 Wägen mit Proviant gefüllt, und 4 leer zurück von München, mit der Weisung, daß künftig keines mehr abgegeben werden könne. Ohngeachtet dessen mußten doch gleich wieder 6 Fuhren der Bauern nacher München, obwohl man vorsah, umsonst. Und wirklich kehrten dieselben am 10. ohne Brot zurück.

Was um uns herum geschah, das vermehrte immer unsere Schmerzen. Zu Bernried nahmen die Soldaten zu 200 Stück Vieh weg, wobei 4 von den Soldaten, und 8 oder 9 von den Bauern tot auf dem Platz geblieben. Zu Hadorf wurde ein neues Haus, und zu Landstetten 5 abgebrennet, welches man zu Erling wegen der fürchterlichen Wachtfeuer alle Stunden zu besorgen hatte. Und so wurden in der Gegend herum immer Feuer gesehen.

Den 10. Januar trugen einige Arme Getraid in die Mühl nacher Dießen, und andere holten dort Brot, und Mehl, und alles wurde ihnen abgenommen, und sie kehrten hungersterbend zurück.

Eben damal klagten der P. Prior und P. Kellerer bei den Colonellen über die gar zu harten Pressungen, und Feindseligkeiten, sowohl gegen das Kloster, als die Bauern, besonders an Forderungen von Sachen, die sie gar nicht haben, noch haben können, und wegen den großen und gefährlichen Feuern sowohl in Öfen, als auf den Gassen. Die Colonellen wurden dadurch aufgebracht, und befahlen, von nun an alle Tage ihnen weißes Semmelbrot, Fleisch, und Gemüse auf die Tafel zu liefern. Wo nicht, so begehren sie alle Tage, wenigst über den andern Tag eine Kuh von den Bauern zum Verkauf, um sich weißes Brot zu verschaffen. Denn die Güter der Bauern, sagten sie, gehören den Soldaten so gut als den Bauern selbst, und also haben sie das Recht, davon zu leben. Und mit diesem Recht fordern sie alle Milch, und Butter von allen Kühen. O!

Die letzte, und fast einzige Nahrung der Elenden! Hernach wurde die Hauptwache, die bisher bei der Pfarrkirche zu Erling war, näher zum Kloster herauf gezogen, und alsobald brachen die Welschen in die Kirche, rissen die Decke, und das Getäfel auf, drangen bis unter das Dach, und nahmen alles, was dort für die Dorfleute, und das Gotteshaus hinterlegt war, hinweg. Sie brauchten das Gotteshaus statt einer Tafern, und brannten Feuer darin, um sich zu erwärmen.

Da wir eben eine große Feuersbrunst in Dressling erblickten, kamen Soldaten, die 10 Stück Vieh von den Bauern begehrten, und ohngeachtet aller Vorstellungen, Bitten, und Weinens mit Gewalt aus den Ställen hinwegnahmen.

Den 11. Januar erschien bei uns der Bediente unseres Colonells Pannagrollo, eines Mailändischen Grafens, und gratulierte uns zu ihrer Abreise, die auf den morgigen Tag festgesetzt ist. Diesem gaben wir mit Freuden, was er für sich, und seinen Herrn verlangte: Hafer, Butter, Mehl, und noch anderes, um ihn uns noch auf gute Abreise zu verbinden. Da dann der glückliche Tag, der 12. Januar anbrach, sahen wir uns nicht nur in unserer Hoffnung betrogen, sondern dieß wurde noch für uns der schrecklichste aus allen bisherigen Tagen. In der Frühe nahmen etliche Soldaten unseren Bauernkindern ihr Mus, und weniges Brot. Unser Richter, und einige Bauern hielten sich darüber auf, und wollten mit Gewalt widerstehen. Die Sache kam so weit, daß ein, und der andere von den Soldaten, wiewohl sehr leicht verwundet wurden. Der Colonell sah das Gemenge, und lief in voller Wut zu, und ließ unsern Richter alsobald binden, um ihn ohne weiteres aufhängen zu lassen. Im Wirtshause nahmen die wütenden Soldaten gleichfalls einen fremden Mann, den Bäck von Machtlfing, ganz unschuldig, und vielleicht der ganzen Sache unbewußt, hinweg, und führten ihn ganz rasend mit unserm Richter in den Pferdstall, und schlossen beide mit auf den Rücken gebundenen Händen an eine Säule an, und ließen sie das Todesurteil erwarten. Der P. Prior, und P. Kellerer gingen mit einigen Offizieren, die sie als Mittler angesprochen, zu dem Colonell, um für die Unschuldigen zu bitten, und sie zu entschuldigen. Allein keine Bitte, keine Entschuldigung wurde angehört, sondern er ließ uns durch seinen Dolmetsch sagen, daß er all unserer Freundschaft absage, daß er seinen Soldaten den Befehl erteilen werde, alle Männer, Weiber, und Kinder von Erling zu morden, und das Dorf, und Kloster mit Feuer, und Schwert ganz zu verheeren. Und letztlich gab er den Befehl, daß sich die 2 Gefangenen durch Beicht, und anderes zum Tod, und Strick bereiten sollen. Und mit dem entließ er die Bittenden. Der P. Prior wollte es nochmal probieren, und ging mit dem P. Pfarrer zum Colonell, um für die Gefangenen Gnade zu erbitten. Sie fielen beide ihm zu Füßen, und bitteten durch die Barmherzigkeit Gottes, und aller Heiligen, den unschuldigen Gefangenen Gnade des Lebens widerfahren zu lassen, dem geheiligten Berge die Schand des Galgens nicht anzutun, und dem ohnehin schon größten Teils ruinierten Erling das noch wenige Dasein zu vergönnen. Endlich ging er zu den Bittenden, und hob die Fußfälligen von der Erde auf, sagend, daß er der nicht sei, dem Priester zu Füßen fallen sollen. Der Heiligkeit ihres Ortes, und ihrer Religion sollen die Gefangenen freigeschenkt sein, und weder ihr Kloster noch das Dorf sollten mehr etwas zu entgelten haben. – Die Gefangenen mußten aber vom Morgen, wo die Gnad für sie erhalten worden, bis Nachmittag zur Vesperzeit die Todes-Angst leiden.

Nach diesem fingen erst die übrigen Offiziere, und die Gemeinen neuen Prozeß an, und forderten Satisfaktion für den Schimpf ihrer verwundeten Waffenbrüder. Sie wollten auch eher nicht ruhen, bis man ihnen alle Viktualien, die die Bauern im Kloster niedergelegt haben, auslieferte; denn was den Bauern gehört, das gehört auch den Soldaten; und ihr Hunger ist der äußerste, sagten sie. Sie haben schon mehrere Tage Proviant von München erwartet und keinen bekommen. Und unter denen, die erst vergangene Nacht gestorben, waren 2, die vor ihrem Hungertod noch ihre Arme angebissen, und ihre Finger abgenagt haben. Und der P. Prior sagte ihnen 12 [Säcke] von dem Getraid der Bauern, und des Klosters zu, die alsobald nacher Dießen in die Mühl geführt, und des anderen Tages 1600 Brote – so stark war noch das Militär – gebacken worden.

Kaum war dieser Prozeß geendet, fing schon wieder ein anderer Tumult an. Ein Haufen hungriger Soldaten fiel in unser Maierhaus ein, und brach alle Türen der Stallungen mit Gewalt auf, um daraus zu nehmen, was ihnen gefiele. Und besonders gefielen ihnen die Schweine, die ihnen aber auf das Feld entlaufeten. Wir sprachen eilends unsere Quartiers-Offiziere um Abhilfe an, die auch eilends samt dem Colonell dem Maierhaus zulaufen, um sich diesen einheimischen Räubern entgegen zu stellen. Wenn uns in diesen Zeit-Umständen noch um das Lachen gewesen wäre, so war dieß gewiß ein lächerlicher Auftritt, zu sehen, wie die Gemeinen den Schweinen, und die Offiziere den Gemeinen auf dem Feld nachlaufen, daß jenen die Lumpen und diesen die Haare in die Höhe flogen. Endlich wurden 2 von diesen Gewalttätigen, die ihrer 90 waren (damit unsere gebietenden Herren nicht nur gegen die Bauern, sondern auch gegen die ihrigen streng zu sein schienen) gefangen genommen, an einen Pfahl, der in dem Hofe des Maierhauses in die

Erde geschlagen ward, angebunden, und zum Totschießen verurteilt, denen wir aber Pardon des Lebens ausbitten mußten, vielleicht, um uns verbindlich zu machen.

Wenigst am nämlichen Abend begehrten unsere Colonellen mehrmal 10 Stück Vieh für ihre Soldaten. Und ohne unsere Einwendungen, und das Bitten, und Weinen der Bauern anzuhören, warfen sie das Los über was für eines, und nahmen es aus dem Stall hinweg.

Da die Bauern also endlich sahen, daß es wirklich darauf angesehen sei, ihnen alles zu nehmen, und sie dem Hungertode zu überlassen, schlachteten sie ihr übriges weniges Vieh selbst, und wollten lieber ihren Hunger als denselben der Soldaten damit stillen. Hiermit schien in Erfüllung zu gehen, was der General Altringer einst gesagt solle haben, nämlich, daß eine Kuh, die man nach diesem Krieg in Baiern noch finden werde, in Silber gefaßt werden solle.

Endlich mußten unsere Schrecken dieses Tages auch noch auswärtige Unglücke vermehren: nämlich zu Seefeld wurde die schöne Hart-Mühl, und zu Traubing das Pfarrhaus, und der Turm abgebrannt. Das Gotteshaus wurde noch kümmerlich gerettet.

Auf die Nacht mußten die Bauern wiederum unter gewaltigem Schlagen und Stoßen 8 Fuhren um Brot nacher München eilends anrichten. Doch wurde ihnen auch erlaubt, einige Wägen um Getraid für sich mitzumachen. Da sie den andern Tag glücklich zurückkehrten, nahmen die Soldaten alles Brot, und Getraid für sich, und die hungrigen Bauern, die schon 5 Tage kein Brot mehr hatten, durften sich jetzt gar keines mehr hoffen. Unsere 2 Colonellen wurden nacher München berufen, um dem Leichen-Zeremoniell des Herzogs a Feria, obersten Kommandanten der spanischen und welschen Truppen beizuwohnen, der in München gestorben ist[63].

Indessen wurden alle unsere Wachen verdoppelt, weil eine Sage herumging, daß die Bauern ein Komplott machen, und, gleich den Peitingern neulich, die noch besseren Schweden von Augsburg gegen sie um Hilfe rufen wollten. Es war aber sicher nichts an der Sache, obwohl es ihnen zum Schrecken gesagt worden sein mag. Doch ließen die Colonellen schreckliche Drohungen ergehen, alle Bauern, samt Weib, und Kindern niederzuhauen, und das ganze Dorf zu verbrennen, sobald sich die Schweden werden sehen lassen[64].

Der 14. Januar brachte uns endlich eine wenige Freude, da der Hälfte unseres Quartiers, die nämlich unter dem Colonell von Neapel Marquis Tarragurio diente, der Abmarsch angesagt wurde. Der Colonell ging gar nicht mehr zurück von München, sondern erwartete seine Leute zu Solln bei München. Die Abreisenden nahmen 5 Kühe mit sich auf den Marsch, und 3 bespannte Wägen für die Kranken. Zudem behielten sie von den 8 vierspännigen Wägen, die Tags vorhin nacher München um Brot abgeschickt worden, zu Solln samt Brot und den 8 besseren Pferden zurück vier Wägen, und schickten die übrigen und schlechteren nacher Haus. Und so wurden nebst dem Vieh auch die Pferde immer weniger.

Um diese Zeit gab es sehr viele Kranke, und starben auch manche, und es war fast kein Zimmer im Kloster, und kein Stall, wo nicht ein, und andere darnieder lagen. Es war auch kein Wunder; denn alle, alle Wohnungen, und Ställe waren so voll von Menschen angefüllt, daß oft ein, und 200 über einander kauerten, ohne sitzen, viel weniger liegen zu können. Man stelle sich dabei das Elend, das Schreien der Kinder, das Jammern der Eltern, den Hunger, das Gestank vor. Der Abgang des Brotes tat uns im Kloster lange so wehe nicht, als der Mangel des Weines zum hl. Meßopfer, und wir müßten oft ohne Messe sein, wenn uns nicht unser Colonell mit wenigem von dem seinen geholfen hätte.

Den 16. wurden die Bauern wieder mit vielen Stockschlägen gezwungen, 3 Wägen nacher München um Proviant anzurichten, denen auch 24 Mann als Salva Guardia mitgegeben wurden. Zu Brunnen[65] begegneten ihnen 7 deutsche Reiter; die nahmen den Bauern alle Pferde, und den Welschen alle Gewehre ab, und jagten sie in die Flucht.

Den 17. bekam unser Colonell die Ordre, den andern Tag aufzubrechen, und seinen Marsch nacher Ettal, Ammergau, Werdenfels und Mittenwald zu nehmen, welche Gegend des Tirols ihm die angenehmste war. Allein am nämlichen Tage kam eine andere Ordre, den Weg nacher München zu nehmen, und in Ober- und Untersendling Quartier zu machen, welches ihm wieder alle Freude verdorben, als in Orte hinzumarschieren [war], die andere schon ausgezehret haben. Zu seinem Abmarsch verlangte der Colonell nicht weniger als 5 Kühe, die er sich ohne weiteres selbst nahm mit dem Versprechen, alles übrige unbeschädigt zu lassen. Es stund aber nicht lang an, wurden mehrmal 3 Wägen angeschafft zur Fortbringung der Kranken, und da diese gar viele waren, müßten 5 oder so viele, als erforderlich sein werden, in Bereitschaft stehen.

Den 18. um 9 Uhr ging der Marsch an, ohne alle Ordnung. Da aber vorhin die 5 Wägen für die Kranken nicht erkleckten, wurde der Befehl gegeben, so viele Pferde aus dem Stall mit Gewalt wegzunehmen, als, für jeden Kranken ein Pferd, erforderlich sein würden. Und die Anzahl belief sich auf 40 Pferde, und darüber. Ob noch eines, oder keines davon zurückkehren werde, mußte der arme Bauer mit Schmerzen erwarten.

Was nach dem Abzug dieser sauberen Gäste im ganzen Kloster (das Convent ausgenommen) sowohl in den Zimmern, als Gängen, und Vorhöfen für Wust, Unrat, Grauß, und Gestank gewesen, läßt sich aus dem, daß täglich nebst den Militärpersonen über die 1000 Menschen da wohnten, leicht etwas, aber nicht genug einbilden.

Zudem ist alles, was außer dem Kloster, und zum Teil auch in demselben, und in den Stallungen von Holz war sowie alle Zäune, und Planken im Garten, Angern, und Feldern ganz in Feuer aufgegangen.

Nebstdem, daß uns der Tisch, und der Stall der Colonellen sicher über die 200 fl. gekostet hat, für welches wenigst der Mailänder gedanket hat.

Das Dorf stand ganz in Unflat, und Wüste, alles zum Grausen, und für Menschen unbegreiflich. In den Häusern wie auf den Gassen lagen nichts als abscheuliche Lumpen, zerschlagener Hausrat, Köpfe, Füße, und Gedärme von verzehrten Pferden, Menschen Unrat, und mehrere Toten-Körper. In den Häusern waren nur Stuben, Kammer und Kuchl bewahret, das übrige davon hatte kein Dach, keinen Mantel, keine Mittelwand, keinen Balken, und meistens standen dieselben nur auf 4 Säulen. Die Zäune, Planken, und schönste Obstbäume in den Gärten waren alle verbrennet. Auch aller Hausrat von Bänken, Kästen, Bettstätten, Geschirren, und die Baufahrnisse von Wägen, Pflügen, und was immer von Holz war, ging in den Flammen auf. Selbst in beiden Kirchen war ein Greuel zu sehen. Türen, und auch Fenster waren zerbrochen. Alles, was darin aufbewahret, und zum Gebrauch war, wurde geraubet. In der Frauenkirche brannten sie wenigst die letzte Woche eines, und in der Pfarrkirche stets 2 Feuer. Alles hölzerne Kirchengerät mußte hierzu dienen. Das Gemäuer war voll Rauch und Ruß, und der Boden voll Unrat. Auf dem Friedhofe konnte man vor Menschen-Unflat keinen Fuß mit Ehren setzen, und die Sakristei brauchten sie für ihr geheimes Ort. In der Kirche zu U. L. Frau lagen auch 4 unbegrabene Toten-Körper, die man außer der Kirche auf der Nordseite, wo schon mehrere lagen, in ein Grab zusammen warf. Den 23. kamen von den 40 Pferden, die die Welschen von den Bauern mitgenommen, 19, und von 12, die nacher Weilheim haben abgehen müssen, kamen 6 zurück.

Die Übel haben mit unseren Quartierern uns nicht verlassen, ja haben sich nur abgeändert. Denn anstatt derselben traten jetzt Hunger, Krankheit, und Tod ein. Nachdem wir alles Getraid, und Vieh verloren, so gab es kein Brot, keine Milch, kein Fleisch, und von was sollte man sonst im Winter leben! Haferbrot war eine Delikatesse der Vermöglicheren, die anderen hatten wenig Kleienbrot oder gar keines.

Daher lagen in allen Häusern Kranke aus Elend, und Not, besonders in der Ruhr, und starben auch viele; und wie konnte es anders sein! Keine Medizin, keine Labung, kein Brot, kein Bett, kein Stroh, kein Ofen, kein Holz, und das bei der größten Kälte, die von dem November bis in [den] Februar anhielt, wobei die Häuser allen Winden, und Witterungen offenstunden. Das Beste dabei war noch, daß alle Kranken, und auch die Gesunden nichts als zu sterben verlangten, wie auch dieses einzige Monat über die 30 Personen begraben worden, welches man auch von allen anderen Orten hörte.

Den 24. Januar zogen mehrmal 300 Kroaten durch nach Weilheim. Sie brachten von anderen Orten mehrere Pferde mit, und in Erling nahmen sie 4.

Den Monat Februar hatten wir ziemliche Ruhe von den Soldaten, aber desto mehr mit den Kranken zu tun. Seither dem Abmarsche der Spanier bis zum Anfang des Märzens wurden über die 70 Kranke providiert, und über die 40 Tote begraben. Die Krankheiten bestunden in gänzlicher Entkräftung, Dissenteria, ungarischem Fieber, ungewöhnlicher Hitze, Gliederschmerzen, und Geschwulsten. Zudem wurden mehrere Erfrorene auf den Wegen, und Feldern gefunden. Was das Übel vermehrte, war, daß die Kranken niemand mehr besuchen, und die Toten niemand begraben wollte.

Der Monat März war etwas ruhiger bis auf die Letzt, wo bald Spanier, bald Kroaten durchzogen, die wiederum Pferde, und ein, und die andere Kuh mitnahmen, doch einige um hartes Geld wieder zurückließen.

Zu Ende des Märzens wurden wir wiederum in äußerste Besorgnis versetzt. Denn die Schweden haben wiederum Mindelheim erobert, und 250 Kroaten wider ihr gegebenes Wort darin massakriert, und darnach eine Stadt nach der andern in Schwaben besetzt[66], welches uns sehr fürchten machte, daß sie nicht wieder über den Lech gehen, und uns überfallen möchten. Und wirklich:

Den 1. April erhielten wir schon die sichere Botschaft, daß die Schweden Wessobrunn überfallen, und 2 Herren Religiosen mit sich gefangen nach Kaufbeuern genommen, (die aber nach der Hand um 600 fl. Lösegeld mit einem Salva conductu wohl gehalten zurückgekommen)[67], und daß die Dießener sich wirklich auf die Flucht begeben, und ihre wenigen Sächlein zu Schiffe gebracht haben. Aber Gott sei Lob, der Feind ging wieder über den Lech zurück.

Aus Schwaben, wo die Schweden unter Anführung des Generals Horn[68] schrecklich hausten, sahen wir täglich Feuersbrünste, und hörten von nichts als Tyranneien, von Augen ausstechen, Nasen abschneiden, Hände, und Füße stümmeln an denen, die nichts mehr geben konnten. Und dieses hatten wir alle Tage zu fürchten, weil der Lech ganz frei, und gar kein Widerstand war.

Nachdem der General Horn am Ostertag die Stadt Memmingen eingenommen, nach langem und tapferem Widerstand der Garnison, die lang, und viel um Succurs gebeten, und immer umsonst erwartet hat[69], gingen endlich einige von den Unseren aus ihren Winterquartieren über die Isar herüber. Da sie aber hörten, daß sie viel zu spät kamen, plagten sie einige Tage die Bauern um München, und gingen wieder zurück, und überließen uns dem freien Willen der Feinde.

Den 20. April kamen 3 Reiter als Salva Guardia für Kloster und Dorf, und begehrten nebst guter Kost, and Trunk für jedes Pferd 20, und für jedes Stück Vieh 10 kr. Und das machte in 2 Tagen das Salarium eines Monats. Und wir wußten gar nicht, was sie da taten, als den Hunger bewachen und vermehren.

Indessen nahm Hunger, und Not immer mehr zu. Das Hafer- und Kleienbrot wurde immer weniger, und Kräuter gab die Jahreszeit noch nicht. Daher starben manche aus Hunger, und manche verließen Haus, und Gut, und suchten ein Brot im Auslande, besonders in Österreich mit Betteln.

Was den Hunger auch für die Zukunft noch fürchterlicher machte, war, daß man keine Felder aus Abgang des Samens sowohl, als der Pferde bestellen konnte. Jedoch baute das Kloster seine Äcker, und auch einige der Bauern. Daß man aber nicht meinen möge, das Kloster sorgte zu viel für die Zukunft, und ließ dabei die Gegenwärtigen verhungern, so muß ich aufrichtig bekennen, daß das Kloster nichts anderes mehr zu zehren hatte, als was der Herr Prälat wochentlich von München sparsam zuschickte.

Den 4. Mai, nachdem man lang auf einen Regen gewartet hat, fiel ein großer Schauer, der der Baumblüte, und den Roggenfeldern sehr großen Schaden zugefügt hat.

Übrigens war der Mai bei uns ziemlich ruhig bis auf die Letzte, wo einige Räuber, oder Freibeuter einem Bauern seine 2 Pferde aus dem Wagen spannten, und davon gingen. Der Monat Junii war aber wieder desto ärger. Nebst den Freibeutern, die alle Wege unsicher machten, und alle Zufuhren wegnahmen, gab es auch einheimische Diebe, die nächtlicher Weile Vieh, und Pferde wegstahlen. Da also der Hunger immer mehr über Hand nahm, verließen viele Leute ihre Häuser, und suchten im Auslande, besonders im Tirol Almosen. Die Jungen ließen sich als Soldaten anwerben, und viele starben auch.

Den 17. wurden in dem Dorfe wieder 2 Stück Vieh weggenommen, von den mehreren aber mit Flintenschüssen abgeschreckt. Den 21. überfielen die Freibeuter mehrmal unser gesamtes Vieh, und Pferde. Da aber alles, Männer, und Weiber, mit Steinen, und allerhand Waffen versehen, zusammen lauften, gingen sie mit einem einzigen Pferd davon.

Eben damal erhielten wir auch die böse Zeitung, daß der General Horn bei Augsburg über den Lech gegangen, und in Baiern eingefallen, von deren Wahrheit wir alsbald durch mehrere Feuersbrünste, die wir sahen, überzeugt wurden. Er belagerte Aichach, und nahm selbes am 4. Tage ein. Wir hatten dabei das Glück, daß sich alle unsere Freibeuter, die nur gegen die verhungerten Bauern Curage hatten, verloren.

Allein wir hatten auch das Unglück, den Hunger im Kloster nicht mehr auszustehen. Denn der Herr Prälat konnte uns von München nichts mehr zuschicken, und im Kloster hatten wir wirklich aufgezehrt.

Den 27. Junii erhielten wir Briefe von München, worin uns unser Herr Prälat alle zur geschwinden Flucht ermahnte, welches der churfürstliche Kanzler verlangte, weil die Schweden den Religiosen vorzüglich nachtrachteten, um dadurch Ranzions-Geld zu erhalten, welches künftig nicht mehr bezahlt wird werden. Wir begaben uns also noch selbigen Tag auf die Nacht um 7 Uhr auf den Weg nacher München, wie es der Prälat verlangte, und wollten also die Finstere der Nacht zu unserer Sicherheit auf dem Wege gebrauchen.

Da der General Horn in der Stadt Aichach nur eine Salvam Guardiam zurückgelassen, und wieder nacher Friedberg sich zurückzog, besetzten unsere Kroaten Aichach wieder, worin sie die schwedische Salva Guardia und den Abgeordneten, der die Brandschatzung übernehmen sollte, umgebracht haben. Horn ging den 2. Juli zurück, und verheerte ganz Aichach mit Feuer, und Schwert, ohne Unterschied des Geschlechts, und des Alters, so daß von der Stadt nur die Pfarrkirche, und ein, und das andere Haus stehen geblieben, und von den Menschen nur wenige mit dem Leben entkommen sind[70]. Er nahm aber von da zu unserm Glück seinen Marsch gen Freising, und Landshut, wo er überall Schrecken, und Elend verbreitete, bis der kaiserliche General Altringer, der den Landshutern mit Fleiß zur Hilfe zu spät gekommen, und schon längst der Untreue, und Verräterei sehr verdächtig war, vom Pferd geschossen und von den Pferden zertreten worden[71], (Man will sagen, daß solches nicht von Feinden, sondern von den Seinigen verabredetermaßen geschehen), wornach der treue, und tapfere Johann v. Werth dem Feinde manche Schlappe versetzet, und wieder mehrere Beute abgenommen hat[72]. Indessen war der Monat Julii zu Heiligenberg, und Erling ziemlich ruhig bis zu Ende desselben, wo der Kloster-bäck Michael Grätz von den Burgundern[73], die sich in Fischen, und Die-ßen gesetzet, in dem Walde erschossen, und der Jäger Martin Dietmayr gefährlich verwundet worden, da sie miteinander auf Wild ausgingen.

Zu dem überfielen sie auch unsere Viehherde auf der Weide am Berg, und nahmen 14 Stück und dazu 7 Pferde von den Bauern aus dem Klo-sterstall mit hinweg. 2 von den Kühen sind den Räubern entlaufen, und kamen in [den] Stall zurück. 5 derselben haben die Metzger von Weilheim gekauft, und mußten vermöge churfürstlichen Mandats, und judicater zu Weilheim wieder uns gegen Gerichtskösten zurückgestellt werden. Die übrigen wollte der Herr Kellerer P. Johannes mit Geld aus-lösen. Bei der Unterhandlung nahmen die Umstehenden im Angesicht des Obersten das Geld, 9 Dukaten, aus dem Sack, und gingen davon, und so war Geld, und Vieh verloren.

Indessen lebten die Erlinger von Schwämmlingen, und Täublingen, und Kräutern, und zwar ohne Salz, und ohne Schmalz, das alles mangelte.

Den 5. und 6. August ging der Feind bei Augsburg wieder über den Lech zurück, nachdem er auf seiner Retirade von Landshut her, wo ihn die Unseren verfolgten, sehr viele Leute, Stücke, Bagage, und Beute ver-loren, die er teils verbrennt, teils ihm die Unseren abgenommen haben. Wir sahen von Heiligenberg aus über 40 Feuersbrünste, womit die Schweden auf ihrer Flucht Schlösser, und Dörfer verbrennt haben[74].

Mit dem August fangte auch endlich die lang, und hart erwartete Ernte an, die aber nicht nach der Erwartung war, und nicht sein konnte. Denn nebst dem Schauer im Mai, dem Reif im Junio, und den anhaltenden Regen im Julio haben auch die Soldaten zu Futter, und Streue vieles verdorben, zu welchen noch eine Menge Vögel, und Mäuse kamen, die nicht geringen Schaden anrichteten, worüber man aber in anderen Orten, besonders in der Gegend des Lechs noch mehr als bei uns zu klagen hatte, wo die Ernte kaum den 4., oder 6. Teil gab von dem, was sie geben sollte.

Den 2. August wurde im Kloster für einen burgundischen Offizier und 8 Reiter ein Quartier angesagt, oder täglich 15 fl. an Geld dafür begehrt, auf ungewisse Tage. Da man das Geld nicht geben konnte, gingen sie wei-ter, ließen ein gesatteltes Pferd bei uns stehen, und kamen nicht mehr, bis am 17., wo ein Kapitän mit 7 Reitern erschien, und anstatt des Quartiers mit Gewalt Geld haben wollte, und zwar für Tag zu Tag vom 1. August bis zu Ende der folgenden Woche 10 fl., mit der Bedrohung, daß es unser Schad sein werde, wenn er statt Geld Quartier nehmen müßte. Er suchte solches auch wahr zu machen, und plagte uns so lang, bis wir ihm eine Summa baren Geldes für das Quartier paktierten, und wir paktierten

30 fl. Ungeachtet dessen sahen wir, daß es auf nicht weniger als auf unser Vieh, und die Pferde der Bauern angesehen sei, auf welches sie immer Spähe hielten. Wir brachten dann unser Vieh, das wir in dem kleinen Hofe hinter der Kirche hielten, zu Nachts durch die Pforte, und durch das Kloster in den Garten, und von da nach Seefeld in die Sicherheit. Da er morgens dies merkte, und zugleich einige Bauern mit ihren Pferden davon reiten sah, geriet er in Wut, rufte seine Leute zusammen, durchsuchte alle Ställe, und nahm die 5 Pferde der Bauern, die noch da waren, und eine Kuh, die ihm aber ausriß, und zurückkam, mit sich fort.

Den andern Tag glaubten wir uns sicher zu sein. Allein in der Frühe um 7 Uhr waren schon wieder 24 spanisch-burgundische Reiter da, von unserem Kapitän geschickt, die alle ärger waren als er. Sie begehrten bei der Porten eingelassen zu werden, und da man durch die Fenster zu ihnen redete, schossen sie auf die Fenster, und hieben beide Porten mit Äxten gewalttätig ein, brachen alle Türen, Kisten, und Kästen auf im ganzen Kloster, verschonten auch der Kirche nicht. Sie hauten die Kirchentüren ein, brachen in die Sakristei, und in die Reliqienkammer, zerhieben alle Opferstöcke, und brachen die Fürsten-Gruft auf, und raubten alles, was ihnen sowohl im Kloster, als in der Kirche unter die Hände kam, und zum Gebrauch war, und das übrige zerbrachen, und zerstreuten sie alles abscheulich. Die Unseren, und die Flüchtigen, die bei uns waren, haben sich größten Teils in das Kiental geflüchtet, die andern haben sich auf den Turm, und unter dem Kirchen-Dach verborgen. Und wir hörten von der jenseitigen Anhöhe des Tals alle Streiche des Zerbrechens, und Verheerens 3 Stunden lang. Und in diesen 3 Stunden des Plünderns haben wir mit Einschluß der hinterlegten Habschaften der Untertanen einen Schaden von über 1000 fl. erlitten. Bei unserer Zurückkehr in das Kloster fanden wir weder im Kloster, noch in dem Maierhause etwas zu Essen. Und da wir [uns] um etwas weniges umsahen, hatten wir kein Messer, keinen Löffel, kein Geschirr. Das taten uns Freunde, unsere Hilfs-Truppen! Und was hätte der Feind anders tun können, als vielleicht besser sein!

Der 20. August war ruhig. Am 21. kamen schon wieder 4 Reiter von dem Haupt-Quartier der spanischen Burgunder zu Pähl in das Dorf Erling mit 2 Bauern, die mit Trischeln versehen waren, und ihnen den Weg zeigten. Da auf anderen Wegen noch andere darzu kamen, sprengten sie alle Häuser auf, und durchsuchten das ganze Dorf, und raubten, was sie fanden. Die Bauern von Pähl, und auch von Erling, die sie fanden, mußten indessen das beste Getraid ausdreschen, und so zogen sie abends mit ihrer Beute davon.

Und so erging es der ganzen Gegend, die lange Zeit unter der mehr als feindlichen Contribution der Welschen, Spanier und Burgunder stund; der besonderen Gewalttätigkeiten, Tyranneien, und Schandtaten an Leben, Gut, und Ehre zu geschweigen.

Den 22. verlegten die Burgunder ihr Hauptquartier nacher Dießen. Wehe unsern Nachbarn! Am 24. gingen sie nacher Weilheim zur Pferd-Musterung, und noch am selbigen Tag nacher Wolfratshausen, und den 25. nacher München, allwo ihr lang erwarteter Commandant, der Cardinal, Infant von Spanien[75] angekommen.

Dieser neue Commandant brachte schöne Truppen mit. Er versammelte dann die alten mit seinen neuen Truppen, und ging gleich den 3. Tag wieder von München weg über den Lech, und über die Donau, um sich mit dem König von Ungarn[76], der indessen Donauwörth[77] eingenommen, zu vereinigen.

Den 26. nahmen wir unsere Pferde, und Vieh von Seefeld zurück, und pflegten der Ernte, die schon über 8 Tage eingestellt war. Auf die Nacht waren wieder 24 Kroaten da, die in Erling Nachtquartier machten, und weiteres keinen anderen Schaden tun konnten, als daß sie dem Dorfbäkker alles Mehl, Getraid, und Butter hinweg nahmen.

Nach dem Abzug der Spanier erging an alle Gerichte der churfürstliche Befehl, alsobald die Schaden-Beschreibung, den die Welschen, die Spanier, und Burgunder aller Orten verursacht hatten, einzuschicken, weil der König in Spanien gesinnet wäre, denselben zu ersetzen. Da dieser Befehl schon öfters ergangen, hat das Hofmark Heiligenberg Andechs vor geraumer Zeit, und vor der Ankunft der Burgunder folgende Specification eingereicht.

Verzeichnis und Specification erlittener von dem Spanischen Volk zugefügten Schäden dem Kloster Heiligenberg Andechs, und dessen angehörigen Untertanen, welche Schäden dem geringsten nach angeschlagen worden.

Für 744 Herren-Laibeln zu Geld	8 fl. 24 kr.
für 150 Pfund Fleisch, jedes 4 kr.	10 fl.
für 50 Pfund Butter, das Pfund 14 kr.	11 fl. 40 kr.
für Salz	1 fl. 30 kr.
für 20 Pfund Wachs zu täglicher Beleuchtung	10 fl.
für 100 Klafter Holz (obzwar mehr verbrennt worden), jedes Klafter per 30 kr.	50 fl.
für aufs wenigst abgenommene Fuder Heu	100 fl.

für 5 Säcke am Ammersee abgenommenen Traits, und Mehls, jeden angeschlagenen per 4 fl.	20 fl.
für 12 Schäffel Kern, und Roggen, eines in das andere, nur per 5 fl. angeschlagen	60 fl.
für 14 Schäffel Hafer, jedes per 4 fl.	56 fl.
für das abgebrennte Schloß Mühlfeld	4000 fl.
für den gleichfalls abgebrennten Bauernhof zu Gauting	800 fl.
für etliche abgetragene verbrennte Häuser	600 fl.
für Zäune, und fruchtbare Obstbäume, so abgehauen, und verbrennt worden	800 fl.
für 43 Rinder Vieh	430 fl.
für 38 abgenommene Pferd	950 fl.
für den zu Hadorf abgebrennten Bauernhof	900 fl.
für die 12 von den Burgundern dem Kloster abgenommenen Rinder-Vieh, jedes per 19 fl.	228 fl.
für die 9 Dukaten, dem P. Kellerer abgenommen	27 fl.
	9072 fl. 34 kr.

Des erschossenen Pfistermeisters, und des tötlich verletzten Jägers Schäden sind zur Erkenntnis ipsius Dei restituentis gesetzt worden.

Verzeichnis des erlittenen Schadens, als der Burgunder, so zu Pähl gelegen, den 18. und 19. August dem Kloster Heiligenberg Schaden getan

Erstlich einen neuen Wagen, und 7 Kummet genommen	21 fl.
Brot, Bier, Salz, Schmalz etc.	14 fl. 30 kr.
3 Büchsen	6 fl.
Opferwein	1 fl.
Leinwand, Kleider, Bettgewand, Leder etc.	90 fl.
10 gute Roß	300 fl.
Drei mittelmäßige Roß dem Hofbauer	50 fl.
6 Rinder Viehs	90 fl.
In den Kirchen des Stifters Grab, und anderes mehr im Kloster zerschlagen	100 fl.
Den Untertanen an allerlei Hausrat, und Kleidung genommen aufs wenigst um	300 fl.
An Geld haben sie ausgepreßt	36 fl.
	1008 fl. 30 kr.

Anmerkung, und Nachtrag über die erste Specification: An Brot, Fleisch,

Salz, Schmalz, Wachs, Holz, Heu, und allerlei Küchenspeise ist weit, und gern um 200 fl. mehr aufgegangen, als vorgehendes Verzeichnis in sich hält.

Item, als sie in dem Dorf Erling Unser L. Frauen, und St. Veits Pfarrkirchen [auf] gebrochen, haben sie neben anderen Kirchensachen über 60 Pfund Wachs hinweggenommen, auch die Stühle, und anderes darin verbrennt auf wenigst gerechnet mit 70 fl. Drittens, am Ammersee sind durch die Neapolitanischen Soldaten 5 Säcke Getraid, und anderthalb Säcke Mehl, neben einem stattlichen Pferd abgenommen worden, so alles angeschlagen per 70 fl. Viertens, in dem Schloß Mühlfeld sind viele Güter der armen Untertanen, auch der Congregation ven. Sacramenti verbrennt und genommen worden, ungefähr angeschlagen 100 fl. Fünftens, in den Dörfern Erling, Ramsee, Herrsching und Mühlfeld sind viel mehr, als in der Specification steht, Häuser, Städel, und Kästen verderbt worden, sonderlich des Sigls Kasten zu Herrsching, des roten Bauern Kasten zu Widdersberg, ein Haus zu Kerschlach, so durch die Spanischen abgebrennt, und viele Häuser zu Erling, so durch sie ganz ruiniert worden, welcher Schaden sich weit über 1000 fl. belaufen tut. Zum sechsten, in der Specification sind nur 12 Rinder gesetzt worden, so doch 14 gewesen, darum die Summa darfür 228 fl. nicht zu groß. Zum siebenten, mit den 12 Rindern Viehs, dem Kloster abgenommen, sind auch 8 Rosse mit hinweggenommen worden, so um 200 fl. angeschlagen werden. Letztlich, so ist auch den armen Untertanen in besagtem unserm Dorf an allerlei Viktualien, und Kleidung wohl um die 2000 fl. Schaden geschehen.

Hierbei ist zu bemerken, daß hier nur der Schaden durch die Welschen, Spanier, und Burgunder, keineswegs aber derselbe durch die Kroaten, die Unseren, und durch die Schweden angemerket sei.

Nun ging es mit allen Kräften über die Ernte-Arbeit her. Eine lang gewunschene, aber sehr bedauernswürdige Arbeit, zu sehen, wie nackte, und vom Hunger abgemergelte Menschen bei dem Abgang der Pferde, der Wägen, und anderer zu dieser Arbeit gehörigen Instrumente ihr Getraid niedermachen, und auf allerhand mühsame Art nach Hause schleppen mußten, und zu Hause noch nicht wußten, wie sie es in Verwahrung bringen sollten, da die einen kein Haus, die anderen kein Dach hatten. Die Sommer-Ernte war viel gesegnet, nur schade, daß vieles nicht angebaut war! Da aber die Witterung etwas ungünstig war, so schob sich die Arbeit lang hinaus.

Allein der Übel war noch kein Ende. Die Menschen haben noch nicht recht angefangen, neu zu leben, stellte sich schon wieder ein anderes Übel ein. Da die Menschen sich auf vielfältige Art wider Gott vergehen, sucht Gott dieselben auch auf vielfältige Art wieder zurecht zu weisen. Auf den verderblichsten Krieg, und auf den langwierigen Hunger folgt nun die Pest, die sich nicht nur in Baiern, sondern in mehreren, auch auswärtigen Orten spüren ließ.

Schon am 27. Julii starb in Erling ein Mägdchen von Dettenschwang[78] von ungefähr 20 Jahren, das um Almosen herumging, und bei ihres Vaters Bruder, dem sogenannten Rauscher einkehrte, den 2. Tag erkrankte, und den 3. tot gefunden wurde. Weil der Ruf von der Pest schon von allen Orten herumging, mutmaßte man gleich etwas dergleichen. Am 6. erkrankte der ältere Sohn dieses Hauses von 18 Jahren, und starb am 7. Hiermit ging die Mutmaßung bald zur Wahrheit über, und das Haus wurde alsobald von Gerichts wegen proscribiert, das ist Aus- und Eingang verboten. Den 14. starb in der Frühe das Weib, und des Abends der Mann des Hauses. Und nun war die größte Beschwernis wegen der Begräbnisse, weil sich hierzu niemand mehr brauchen ließ. Im Hause war niemand mehr als die 2 Söhne, noch Kinder mit 13 und 14 Jahren. Die schienen zu gering. Allein die kindliche Liebe gab ihnen Mut, und Stärke, und sie erboten sich, ihre Eltern zu begraben, wenn man ihnen ein Grab für beide machen würde. Und das geschah alles nächtlicher Weile. Den 18. starb der ältere, und [am] 21. der jüngere der Söhne, und am 22. wurden erst beide begraben und von einem Toten-Gräber, den man indessen mit harter Mühe, und um großen Lohn angeworben, der sich aber nicht länger als ein Monat brauchen ließ. Das Übel griff immer weiter, und ein Haus nach dem andern an. Sehr viele starben, gesund war niemand, wenigst alle so matt, und entkräftet, daß es die höchste Not hatte, jemand auszuwarten, und noch mehr Not, nur so viel Getraid auszuschlagen, als zum Brot, und äußerster Notdurft nötig war. Die Toten blieben oft viele Tage liegen, weil niemand gesunder da war. Und endlich mußten halt Eltern Kinder, Kinder Eltern, Freunde ihre nächsten Freunde begraben. Es war keine Nacht, wo nicht ein, zwei, oder drei Tote ohne alle Zeremonie, oft in einer Grube eingescharrt wurden. An anderen Orten hatte es noch mehr Beschwernis mit den Begräbnissen, wo oft 5 und 6 Tote in einem Hause mehrere Wochen, und bis zu Ausgang der Pest liegen blieben, so daß man nach der Hand Sicherheits halber das Haus samt den toten Körpern verbrennen mußte. Zu Kerschlach lagen 8 und noch mehr Personen über 6 Wochen tot in einem Hause, davon einige schon von Hunden angegriffen, und halb gefressen waren. Das Übel dieser Zeiten läßt sich ohne Schauder, und Entsetzen gar nicht schreiben, noch denken. Genug, daß dieses Jahr allein in Erling über die 200 Menschen elendiglich gestorben. Vorhin, in den besseren Zeiten, zählte das Dorf immer über die 500 Seelen, zu Ende dieses Jahres waren noch 190 übrig, und aus 87 Ehepaaren lebten noch 20.

Zu allem dem läßt sich das Ende aller dieser Übel noch gar nicht absehen. Denn, da bei Abgang der Pferde, der Pflüge, des Samens, weil fast niemand im Stande war zu dreschen, kein Feld für das künftige Jahr bestellt werden konnte, so läßt sich die Rechnung noch ganz leicht auf ein noch so hungeriges Jahr machen.

Zu Ende des August wurden alle Soldaten, sowohl Kaiserliche als Spanische aus Baiern abgerufen, und nacher Donauwörth, welches von den Unseren mit Sturm erobert worden, beordert.

Den 6. September hörten wir fürchterliches Schießen, und wir glaubten nichts anderes, als daß es Augsburg, oder Ulm gelte. Allein wir hörten bald, daß bei Nördlingen zwischen den Kaiserlichen, und Schweden ein Haupt-Treffen vorbei gegangen, wobei die Schweden unter den Generalen Weimar[79] und Horn gänzlich geschlagen, und von dem General Johann de Werth, und den Kroaten aus dem Hinterhalt auf der Flucht mit größtem Verlust verfolgt worden[80]. 24000 Mann sind auf dem Platz geblieben[81], 50 Stücke samt aller Bagage sind den Kaiserlichen in die Hände geraten, General Horn samt noch mehreren schwedischen hohen Offizieren, unter welchen auch unser vormaliger General Kraz, der Gott, und dem Kaiser untreu geworden, begriffen war, sind gefangen worden[82]. Auch unsererseits sind 8 oder noch mehr hohe Generale, und Offiziere, sowohl Kaiserliche, als Spanische, unter welchen auch unser Colonell Panigurola, der vergangenen Winter bei uns in Quartier war, tot geblieben[83].

Dieser Sieg verbreitete aller Orten allgemeine Freude, wenn uns nur die Contagion der Pest, des ungarischen Fiebers, und der Dissenterie (denn nicht alle starben an den Pest-Beulen) denselben genießen ließe, die anstatt nachzulassen, sich immer zu vermehren schien. Denn anstatt 1 und 2 starben jetzt 3 und 4. Das Kloster blieb jedoch ganz von diesem Übel befreit, obwohl das Gotteshaus des Klosters immer offenstunde, und die Erlinger darin die hl. Sakramente empfingen, und sich zum Tod bereiteten, wogegen aber der Pfarrherr zu keinem Kranken und Sterbenden, und zu keiner Begräbnis mehr gerufen wurde, um von der Seuche nichts in das Kloster zu bringen. Da um die Mitte des September, nebst Donauwörth, auch Nördlingen, Wirtenberg, und andere Städte von den Kaiserlichen erobert worden, so ging es nun auf Augsburg los[84], und die Stadt wurde auf beiden Seiten eng eingeschlossen, und ihr alle Zufuhr gänzlich abgeschnitten. Dabei hatten die Lechrainer wieder sehr vieles von den Unsern zu leiden, und kamen mehrmal viele Flüchtige zu uns, um der gefährlichen, und harten Schanzarbeit, zu der sie mit Gewalt angehalten wurden, zu entgehen, wobei doch in kurzer Zeit geschehen, daß der Lech abgegraben, und der Stadt alles Wasser von außen genommen wurde.

Erst den 8. Oktober, da sich die Pest aller Orten zu vermehren schien, wurde das Dorf Erling proscribiert, und ihm der Zugang in das Kloster, und in die Kirche auf höchstes Mandat von München verboten, wo wir zum Abschiede noch viele Beichten, jedoch behutsam in abgesonderten Orten, und von dem Beichtenden etwas entfernt, aufgenommen haben.

Den 23. Oktober kam unser Herr Prälat von München in das Kloster zurück, und verzählte, daß alle Nacht mehrere Wägen voll Tote aus der Stadt geführt werden, und daß in einer Woche 500 und vielleicht darüber an der Pest gestorben seien. Da die Stadt proscribiert war, und niemand aus- und eingelassen wurde, so machte er gegen die Nacht einen verstellten Spaziergang um die Stadt, und machte sich in der Stille, und bei der Nacht davon bis nacher Fußberg (Gauting), ruhete allda ein wenig auf dem Strohe, und ging den andern Tag zu seiner und unserer größten Freude bei dem schönsten Wetter nacher Hause.

Da die Freibeuter schon mehrmal 3 Pferde in dem Dorfe wegnahmen, so stellten die Erlinger strohene Kreuze als Zeichen der Contagion, und Proscription auf den Wegen aus, und verschafften sich dadurch auf eine Zeit einige Ruhe.

Nebst den Freibeutern gab es auch einheimische Räuber, die sich unter militärischem Vorwand in ein Komplott zusammen getan, und unsere Gegend sehr beschädigten. Deren wurden aber am 9. Oktober zu Rausch etliche von den Musketieren, die ihnen nachgeschickt wurden, ermordet, und ihr Anführer entfloh im Hemde. Eben eine solche Bande, die sich vielfältig in Pähl aufhielt, wurde von den Weilheimischen Musketieren gänzlich zersprengt.

Der Monat November ließ sich etwas besser an. Nachdem vom 1. bis dem 18. in Erling noch 22 Personen in der Contagion gestorben, so starb, und erkrankte von diesem Tag nicht nur niemand mehr, sondern auch die Kranken wurden bis den 1. Dezember vollkommen restituiert. Auch in München hat die Pest nachgelassen, nachdem auf die Letzte in einer Woche über 600, und die ganze Zeit der Contagion 18 000 Menschen gestorben[85].

Den 18. machten die Augsburger einen stillen Ausfall, gingen bis Fürstenfeld, und Bruck, machten im Kloster, und Markt einen großen Raub, verheerten vieles, und nahmen einen Religiosen gefangen mit sich. Selbst der Herr Prälat entging der Gefangenschaft [nur] mit größter Gefahr, indem er im vorbeifließenden Wasser bis an den Hals versenkt, sich über eine Stunde verborgen halten mußte.

Den 6. Dezember, am Fest des hl. Niklas, wurde den Erlingern das erstemal erlaubt, den Gottesdienst in der Kloster-Kirche zu frequentieren, und am Feste des hl. Thomas wurde wieder der erste pfarrliche Gottesdienst im Dorf gehalten, mit welcher Freude, ist leicht einzubilden, aber auch mit welchem Leide, da Kinder ihre Eltern, Eltern ihre Kinder, und Freunde ihre Freunde vermißten.

Übrigens war dieses Monat ziemlich ruhig, außer, daß wir immer die Augsburger fürchten mußten, welche verschiedene Ausfälle getan, wie neulich Fürstenfeld, und darnach Aichach, und Schrobenhausen mit größtem Schaden erfahren haben. Denn die Kroaten waren nicht vermögend, solche Ausfälle zu verhüten, da die übrigen Truppen ihre Winter-Quartiere bezogen, oder zu weit entfernt waren. Und in Augsburg war der größte Hunger: ein Pfund Pferd-Fleisch kostete 3 Batzen, ein Pfund Esel-Fleisch 2 Batzen, ein Kalb 18 fl. Von der ärmeren Klasse, die das nicht vermochte, starben viele vor Hunger[86], welchen der Holzmangel bei dem kältesten Winter sehr verbitterte. Denn die Kroaten nahmen alle Zufuhren weg, und wenn sich einige zusammen taten, außer der Stadt Holz zu sammeln, die hieben sie nieder. Zu Erling starb zwar niemand mehr vor Hunger, man lebte aber allgemein in der größten Not. Das Winter-Getraid war sehr wenig, und vieles hatten die Burgunder schon ausgedroschen, und abgeführt, und mit dem übrigen hat man doch auch einige, wiewohl wenige Äcker besamet. Mit dem Sommerigen wollte man doch auch auf den Sommerbau einigen Antrag machen, und jeder, der etwas hatte, sorgte doch vor anderen für sich, und seine Familie. Und so fürchte ich, daß viele, die vergangenes [Jahr] nichts angebaut, die höchste Not haben werden, sich zu Hause zu erhalten, und nicht [gezwungen sein werden], auswärtig ihre Lebens-Brosamen zu suchen.

Außer dem Getraid mangelte es an nahrhaftem Viehe, und Geflügel aller Sorten sehr. Das Kloster hatte 4 Kühe, und das Dorf aufs höchste 5 oder 6 deto. Übrigens war nicht nur hier, sondern in der ganzen Gegend kein Schaf, kein Schwein, keine Gans, keine Henne zu finden.

1635

Die mehreren Siege über die Feinde, und selbst die Erschöpfung unserer Landschaften an allen Lebens-Mitteln ließen uns bis dato für das eingehende 1635ste Jahr eine Ruhe hoffen.

Mit dem Januar fiel eine ungewöhnlich große Kälte ein, welche den armen, und elend Gekleideten entweder in ihrem Hunger zu verhungern, oder in Bettel zu erfrieren drohte, welches letztere einem Knaben, und einem Mägdchen von Erling in der Gegend der Isar begegnet.

Nebst den Pfarrkindern wurden auch die Pfarrherren von Not gedrungen, ihre Pfarreien zu verlassen, und das Bettel-Brot auswärtig zu suchen. Selbst der General-Vicarius ließ herkommen, daß in der Augsburger Diöcese 400 Pfarreien ohne Hirten seien, die teils gestorben, teils vor Hunger weggezogen, und daß in vielen Ortschaften, die vorhin gegen die 1000 Seelen zählten, nunmehr kaum 20 und 30 übrig seien[87].

Da in Augsburg Pferde, Hunde, Katzen und Mäuse aufgezehrt waren, und die Leute mit Abscheulichkeiten in dem Munde auf den Gassen tot umfielen (Man sagt, daß sie sogar Kinder- und Menschenfleisch gegessen[88]), so forchte man einen allgemeinen Aus- und Überfall, von dessen Veranstaltung man sicher wissen wollte, und wir verbargen wieder unsere übrige, wenige, brauchbare Sache, und lebten immer in größter Sorge. Es waren aber endlich 5000 Menschen, die die Stadt aus Hunger selbst verlassen wollten, und verlassen mußten. Gegen diese erging dann der Befehl an die churfürstlichen Beamten, daß man die Katholiken aufnehmen, und die Lutheraner wieder mit Gewalt in die Stadt zurücktreiben sollte. Zu München wurde das Getraid sehr sparsam, und nur von Woche zu Woche, und auf gerichtliches Attestat ausgeteilet, und verkauft. Wir bekamen wochentlich für die ganze Kloster-Familie nur 2 Metzen, ein Bauer für sein Haushaben einen halben Metzen.

Zu dem wurde mehrmal eine Contribution zur Unterhaltung der Soldaten in Landsberg ausgeschrieben. Das Hofmark Heiligenberg sollte wochentlich 6 fl. bezahlen. Da bei den Untertanen nichts einzuholen war, schickte der Herr Prälat auf einmal 12 fl., welches aber gar nicht erklecken wollte.

Zu dem Hunger kam im Monat Januar noch eine ungewöhnliche Kälte, so daß teils wegen Kälte, teils, weil viele Haushaltungen in den Bettel ausgewandert, bei den feiertäglichen Gottesdiensten in Erling kaum 40 oder 50 Personen erschienen.

Zu den guten Zeitungen von Franken, und dem Rhein her, wo der Infant von Spanien, der Herzog von Lothringen, und Johann von Werth den Franzosen großen Abbruch taten, kam doch wieder eine böse, daß die Kaiserlichen bei Memmingen unverrichteter Sachen von der Belagerung haben abziehen müssen.

Den 18. Februar wurde mehrmal [= wiederum] ein Jubiläum zu Abwendung der Pest, das ein ganzes Jahr dauern sollte, verkündet[89].

Im März gab es mehrmal gefährliche Komplotte von Räubern, die die Ortschaften, und Wege sehr unsicher machten, und nach Pferden, und Vieh trachteten, und dem Hunger die Zufuhren mit Getraid weg nahmen.

Den 13. März hat sich endlich das ausgehungerte Augsburg den Kaiserlichen, und Baierischen ergeben[90]. Den 16. zogen die Schweden mit Gewehren und Fahnen ab. Die Stadt wurde alsobald mit Proviant versehen, und die baierischen Stücke mußten die Augsburger selbst nacher München abführen.

Nach der Übergabe von Augsburg kam unser Herr Prälat mit großer Freude von München zurück.

Den 2. April wurde der Gemeinde von Erling der Auftrag gemacht, den Friedhof anzuebnen, und ganz mit grünem Wasen zuzudecken, weil die Vielheit der Gräber· Schrecken, der üble Geruch Grausen, und Furcht einer neuen Contagion verursachten. Denn vergangenes Jahr sind über 200 Einwohner, ohne die Welschen, und Spanier, von der Gemeinde, und viele sehr schlecht begraben [worden].

Der Feldbau dieses Frühjahres ward sehr übel bestellt. An einigen Orten baute man gar nichts, an anderen wenig. Das Kloster baute alle seine Äcker, und einige der Bauernschaft, und würde noch mehr gebaut haben, wenn es nicht aller Orten am Samen gefehlt hätte. In Erling, wo nur 7 Pferd übrig waren, besamten nur 3 ihre Äcker, die übrigen sehr wenig.

Den 29. April wurde im Convent des Klosters der Regular-Tisch, der gegen 3 Jahre unterbrochen war, wieder eingeführt, obwohl samt dem Herrn Prälaten nicht mehr als 6 Priester und 2 Brüder zugegen waren. Der Vice-Richter speiste für alle Zeit in dem Convent. Der Schreiber oder Kammer-Diener lesete zu Tisch, bis zur letzten Speise, wornach derselbige das Seinige genoß. Nachtisch war keiner.

Die Auffahrts-Feier[91] war frequenter, als wir erwarteten, unter welchen sich die Wolfratshauser, und Kissinger, zu denen sich mehrere Lechrainer gesellten, ausgezeichnet haben, obwohl sich die Wirte der wenigen Losung halber sehr beklagten, weil man bei Wasser, und hartem Brot zu arbeiten, zu wallfahrten, und zu leben schon gewohnt war.

Aus Schwaben fand sich kaum einer, und der andere ein, weil sich dort wieder österreichische Soldaten in großer Zahl sehen ließen, die die Furcht auch über den Lech herüber verbreiteten[92].

Den Mai, das Wonnemonat, verdarben die vielfältigen Reife, und kältesten Winde vom Anfang bis zum Ende, und ließen wenigst für die Baumfrüchte keine Hoffnung mehr übrig.

Die Pfingst-Feier, und das ganze Ende des Mai waren sehr unlustig. Die Dießener, Landsberger, und Weilheimer wallfahrteten über Schnee, und Eis hieher, und die Hoffnung der Feldfrüchte lag unterm Schnee begraben.

Um das Ende des Mai ging der Churfürst Maximilian von Braunau endlich wieder nacher München zurück, und brachte nebst seinem Schatz auch unsere Heiligtümer, die in dem erzbischöflichen Palast zu Salzburg in Verwahr gelegen, mit sich, doch ohne ihre Gefäße, weil unsere Patres daselbst die Gelegenheit, dieselben mitzuschicken, übersehen haben. Unser Herr Prälat [Michael Einslin] wurde nacher München berufen, und ging den 30. Mai mit dem P. Prior [Maurus Friesenegger] dahin ab. Sie übernahmen in der Residenz den hl. Schatz. Der Herr Prälat hing die 3 hl. Hostien an [den] Hals, und der P. Prior begleitete die 3 Männer, die die übrigen Hl. Reliquien in Kästchen versiegelt trugen, zu Fuß, und so kamen sie am 2. Junii am Vorabend der hl. Dreifaltigkeit zu Heiligenberg abends 5 Uhr an, wo sie in Procession unter vielen Freuden-Tränen in die Kirche, und nach abgesungenem Te Deum in die hl. Kapelle übersetzet wurden. – Gott schenke uns den Frieden, und sich selbst in den hl. 3 Hostien bleibende Stätte!

Um diese Zeit war aller Orten die höchste Teure der Sachen. Ein Bauern-Pferd kostete 40–50 fl., eine Kuh 20–30 fl., ein Kalb 5–7 fl., ein Schäffel Weizen bis 25 fl., Roggen bis 14 fl., Gerste 15 fl., Hafer 10 fl. Welche Teure, wann oft in 10 Häusern nicht ein Kreuzer Geld war!

Den 7. Julii reisete der Churfürst Maximilian nach Wien ab, nachdem er zuvor in der Heiligenberger Gruft[93] der hl. Messe beigewohnt hat, um die Prinzessin Maria Anna[94], des Kaisers Ferdinand II.[95] Tochter zu ehelichen. Diese Heirat bewunderte ganz Europa, nachdem bekannt war, daß schon mehrere Jahre das größte Mißverständnis zwischen den beiden Höfen obwaltete, wobei die baierischen Gesandten[96] sehr viel Unbilliges erdulden mußten, und sich in ganz Österreich sich niemand getrauete, auf den baierischen Hof gut zu sprechen. Allein diese Entzweiung wurde durch eben diese Hochzeit ganz beigelegt.

Um eben diese Zeit machte der Kaiser mit dem Churfürsten von Sachsen, und den Protestantischen Fürsten, die wollten, zu Prag einen Frieden[97], und Bündnis, vermög welcher Sachsen wider die Schweden, und ihre Anhänger agieren, und gesamt die Feinde aus dem römischen Reich zu verdrängen helfen sollte. Gott gebe Treue!

Schon vor der Abreise nacher Wien erhielt der Herr Prälat von dem Churfürst einen Gnaden-Brief, kraft dessen dem Pfleger von Wasserburg aufgetragen ward, die Gefäße des hl. Schatzes von Andechs von Salzburg nacher Wasserburg auf Churfürstliche Kosten zu überführen, wo das Kloster dieselben mit ihren eigenen Fuhren übernehmen sollte. Der churfürstliche Pfleger schickte den P. Prior, der ihm den Befehl überbrachte, indessen nacher Salzburg, und ließ ihn dort ein ganzes Monat warten, weil es ihm nicht gefällig war, den Befehl zu vollziehen, und der P. Prior kam unverrichteter Sachen nacher Hause. Obwohl, wie ich schon im Frühjahr gemeldet habe, für heuer wenig Felder angebaut worden, so ließ uns doch Gott auch das wenige nicht ganz genießen. Eine ungeheure Menge Mäuse von verschiedenen Gattungen, und Farben machten desto größeren Schaden, je weniger die Ernte war. Vielen lohnte es die Mühe des Schnittes nicht, sondern gruben dem Raub der Mäuse in ihren Höhlen nach. Das Kloster erntete nur so viel ein, daß es bis Martini [11. November] wieder aufgegessen, darnach alles um teueres Geld von München kaufen mußte. Und dieses Übel traf nicht nur Baiern, sondern auch Schwaben.

Zu Anfang des August erhielten wir die angenehme Zeitung, daß sich Nürnberg, Ulm, Memmingen, und andere Reichsstädte dem Kaiser ergeben haben[98]. Mit was für Ernst und Treue, muß die Zeit lehren. Bisher waren größten Teils sie es, die unser bisheriges Elend beförderten.

Nach der Zurückkehr des Churfürsten von Wien machte der Herr Prälat neuerdings seine untertänigste Aufwartung, und bat zugleich mehrmal um die Überlieferung der Gefäße des hl. Schatzes von Salzburg. Der Churfürst verwunderte sich, daß sein Befehl nicht vollzogen worden, und gab alsobald den zweiten Befehl hierzu ab. Da aber der Herr Pfleger von Wasserburg auf den zweiten, und auch auf den 3. Befehl noch verzögerte, so erging an ihn der letzte, ernstliche und ungnädige Auftrag, daß er alsobald, ohne Verzögerung, auf seine eigenen Kösten die hl. Gefäße von Andechs von Salzburg bis nacher Wasserburg, und von da durch die Bauern nacher München liefern sollte. Da wir dann von Zeit zu Zeit einen Boten von Wasserburg erwarteten, um von dorther unseren Schatz abzuholen (denn mehr hätten wir uns nie zu bitten getrauet), siehe! auf einmal kamen ohne Erwartung den 16. September 2 Hof-Fuhren mit den 6 Kisten, worin unser Schatz bepacket worden war, hier an, mit Vermelden, daß solches auf höchsten, eigenen Befehl seiner churfürstlichen Durchlaucht geschehe. Wer wird unsere Freude aussprechen, da wir alles ohne mindeste Verletzung, und Abgang gefunden haben. Kaum haben wir die hl. Reliquien in ihre Gefäße, und diese in ihre Ordnung gebracht, so ließ der Churfürst den 18. September seine Ankunft auf dem hl. Berg ansagen, welche auch den 20., als am Vorabend des hl. Matthäus mit seiner Durchlauchtigsten Ehegemahlin, und übrigem, hohem Geleit geschah. Diesen, und den folgenden Tag brachten die höchsten Herrschaften in öfterer, und langer Anbetung vor dem hl. Schatz in größter Andacht zu jedermanns Erbauung zu, und reiseten den 21. nach der Vesper wieder nacher Starnberg ab.

Den ganzen Herbst grassierte wiederum die leidige Pest, sowohl in Baiern, als vorzüglich in Schwaben, das doch schon bisher mehr, als viele andere Provinz, sowohl an Contagion, als Krieg gelitten hatte. Besonders nahm dieses Übel die Reichsstädte her, die die ersten waren, so den Feind zu ihrem, und zu unserem Untergang aus Septentrio her gerufen haben. Augsburg, das vorher 80000 Einwohner zählte, hatte nach ihrer Proscription nicht mehrer, als 18000 derselben[99], und so verhielt es sich auch mit Ulm. Täglich kamen aus Schwaben, auch von angesteckten Orten, den ganzen Herbst durch mehrere Wallfahrter auf den hl. Berg an, als man fast glauben sollte, denen wir allen die hl. Sakramente der Büßenden administrierten, ohne Furcht, und Äußerung einer Contagion, welches wir aber Gott allein verdanken.

Nachdem mehrere Patres aus ihrer Flucht zurück kehrten, wurde in dem Convent wieder alles auf die alte Disciplin, und Ordnung eingerichtet, und fehlte nichts mehr als die Kuchl.

Über Winter wurde diesen Herbst in Erling gar nichts angebaut aus Furcht der Mäuse, und auch Abgang des Samens. Das Kloster besamte aber mehr. Baum-, Garten- und Waldfrüchte, von welchen die Ärmeren fast allein lebten, waren keine, welche traurige Aussicht auf die Zukunft!

Die Österreicher, die aus dem Engadin, wo sie von den Franzosen geschlagen worden, durch Tirol nach Schwaben zurückkehrten, plagten den elenden Überrest dieses Landes mit Raub, und Schwert, auch Kinder, und Weiber mit unerhörten Grausamkeiten, das bisher noch kein Feind getan[100]. Dieses setzte auch uns in nicht geringe Furcht, besonders, da sie den Lech übersetzten, und die 2 churfürstlichen Schlösser Lichtenberg[101], und Haltenberg[102] nebst anderen Orten an dem Lech plünderten, bis sie zu Weihnachten an den Rhein abgerufen wurden, nachdem zuvor einer von den Generalen, der solche Tyranneien ungestraft übersah, von dem anderen, der bessere Disziplin führte, im Duell erstochen worden.

Man erzählte auch dieser Tage, daß Nürnberg, und Augsburg den Franzosen eine sehr namhafte Summa Geld zur Fortsetzung des Kriegs vorgeschossen habe, ohngeachtet sie sich neulich dem Kaiser ganz ergeben. Dieses Geld solle aber den Kaiserlichen in die Hände gefallen sein.

Die Pest grassierte in vielen Orten, besonders in den Reichs-Städten, noch immer ganz schröcklich. Auch unter die Pferde riß eine Seuche ein. Uns fiel nur eines, aber das beste und schönste, welches aber eben auf die Weihnacht-Feier den Armen eine gute Mahlzeit gabe. Mäuse gab es noch bei dem Schnee in unglaublicher Anzahl. Man fand in einer einzigen Fuchs-Höhle eine Menge, die leicht 14 Metzen gemessen hätte. Daher wurde von höchster Stelle verboten, einen Fuchsen zu fangen; denn sie mußten den Dienst der Katzen versehen, die die Spanier und Welschen rein aufgezehret haben.

1636

In der Nacht auf den 1. Januar 1636 gingen in der Nachbarschaft mehrere Compagnien von den Kaiserlichen ohne merklichen Schaden in aller Eilfertigkeit durch, und wir wurden es nur von der Erzählung inne.

Zu Anfang des Februar waren wahrhafte Frühlings- und Sommertage. Zu Ende desselben wüteten schröckliche Winde mit unglaublicher Kälte.

Am Sonntage Laetare zählten wir sehr wenige Leute, und nicht mehr als 8 Communicanten. Die Kälte war noch immer sehr groß, und die Kleidung sehr schlecht.

Um die Ostern sahen wir in der umliegenden Gegend oft viel und fürchterliche Feuer, die uns, unwissend, was es sein muß, vieles Denken, und Furcht verursachten, bis wir inne geworden, daß die Bauern ihre öden Äcker, die mit Disteln, und Gesträuche wüst überwachsen waren, angezündet hatten, welches aber nachmal auf churfürstlichen Befehl verboten worden, weil diese Feuer öfters Wälder und Baumgärten ergriffen hatten.

Die Auffahrt war ziemlich frequent, wobei die Münchner, und Augsburger fleißig erschienen. Um dieselbe mehr zu solennisieren, schickte der Churfürst seine Trompeter, und einen Pauker, und mehrere Zelten zum Nacht-Quartier der Wallfahrter, weil die Häuser in Erling noch wenig, und schlecht waren. Am Vorabend der hl. Dreifaltigkeit kam der Churfürst Maximilian mit seiner durchlauchtigsten Churfürstin, die gesegneten Leibes war, und großem Gefolge um die Vesper-Zeit zur Wallfahrt hier an. Beide Durchlauchten brachten beide Tage mehrere Stunden in der hl. Kapelle mit vieler Andacht zu, um den Segen einer künftigen glücklichen Geburt zu erbitten.

Auch mehrere von den Hofherren, und übrigem Gefolge empfingen die hl. Sakramente. Die zween Beichtväter Societatis Jesu speiseten in dem Refectorio mit dem Convent, mit unserer Armut zufrieden, und überließen ihren Wein, und Kost aus der Hof-Kuchel uns, das für alle erkleckte, und wohl schmeckte. Sobald der Churfürst bei seiner Ankunft vernahm, daß unser Herr Prälat krank darnieder liege, schickte Er alsobald seinen Leib-Medicum, und ließ ihn mit allen Medicamenten versehen, auf welche er geschwind genaß.

Im Monat Mai war eine große Trockne, und Hitze, wodurch die Feld- und Baumfrüchte sehr großen Schaden litten. Zu Schleißheim brannte das Moos, und richtete großen Schaden, und Furcht an. Am 5. Junii kam der lang gewunschene Regen und ersetzte wieder etwas von dem geforchteten Schaden.

Allein es scheinte fast alle Tage ein neuer Unstern über uns aufzugehen. Kaum hat der Regen die Felder in etwas erquicket, so waren schon wieder die Mäuse da, die alles zu verheeren drohten. Man versuchte allerhand Mittel, einige nahmen Weichbrunn, andere Wasser von der hl. Elisabeth, andere holten solches gar von Heilbrunn bei Benediktbeuern, und besprengten ihre Acker, mit was für Frucht, das kann nicht bestimmt werden. Soviel ist gewiß, daß einige Äcker vor den anderen Schaden gelitten haben.

Am Vorabend des hl. Johann Baptist kam mehrmal der Churfürst mit seiner durchlauchtigsten Ehegemahlin von Starnberg auf den hl. Berg, und gingen dem anderen Tag wieder dahin zurück, mit dem gnädigsten Versprechen, daß Höchst Sie öfters hieher kommen werde, auch sollte bis zur glücklichen Niederkunft der Gnädigsten Frau alle Donnerstag eine hl. Messe de Sanctissimo Sacramento gelesen werden, in der Hoffnung, daß solches, wie anderes, das in die Kuchel, und Stallungen abgegeben wurde, nicht umsonst geschehen sollte. Allein!

Baumfrüchte gab es an einigen Orten mehr, an andern wenig, an vielen gar nichts. Die Feld-Ernte gab einigen kaum den dritten Teil von dem, was sie geben sollte, anderen auch etwas mehr.

Indessen hörte man von allen Orten von schröcklichem Schauer, von Pest, und aus Schwaben von unerhörtem Kriegs-Elend durch die Kaiserlichen.

Den 17. August wurde mehrmal ein allgemeines Jubiläum[103] zu Abwendung des Kriegs verkündet.

Den 10. Oktober erschien ein Hof-Kapellan, um den Gürtel Unserer Lieben Frau für die durchlauchtigste Churfürstin abzuholen[104]; und am 31. Oktober wurde der erstgeborene Prinz Ferdinand Maria[105] mit größter Freude geboren.

An Getraid-Gilt ging diesen Herbst sehr wenig ein, weil für die vergangene Ernte sehr wenig angebaut worden. Die abgebrannten Häuser lagen noch alle in der Asche, und war noch keine Zeit an die Aufbauung zu denken, jedoch besserte bei den Übrigen sich der Viehstand immer [mehr]. Das Dorf Erling zählte dato schon 17 Pferde, und 26 Kühe.

Der ganze Monat November war sehr schön, und sommerlich, und der Winter-Saat, die spät vorgenommen worden, sehr gedeihlich.

Den 10. Dezember kamen uns Briefe von höchster Stelle zu, die ein zehnstündiges öffentliches Gebet zu Abwendung alles Übels auf die Sonntage anbefahlen, welches uns aber ein neues Kriegs-Übel verkündete. Und wirklich gab es am 14. dieß schon die Zeitung, daß der Generalissimus Bannier[106] nach dem blutigen Treffen mit den Sächsischen, und Kaiserlichen, worin beiderseits schröcklich viele Leute geblieben sind, in unsere Provinzen einzudringen, und alles mit Schwert und Feuer zu verheeren drohe, wovon er in Franken mit 6000 Reitern schon wirklich ein Vorspiel gezeiget hat. Allein zum Glück wurde er wieder bis Magdeburg zurück gedrängt.

Man sagt, daß die Augsburger den Bannier mit höchstem Verlangen erwartet haben, und daß sie ihm 60000 Gulden zu Fortsetzung des Krieges heimlich zugeschicket, welches aber von den Unseren solle aufgefangen worden sein.

Den 15. Dezember reisete unser Churfürst wieder nacher Regensburg zur römischen Königs-Wahl Ferdinand III., auf welcher Reise Er von unserem Prälaten ein viersitziges Gefährte samt Kutscher, und Pferden verlangte, welches auch von anderen Klöstern geschehen.

1637

Das Jahr 1637 fangte sich ebenfalls noch gut an, und es begab sich nichts Merkwürdiges bis am 15. Februar, als uns der Todesfall des wahrhaft gottseligsten Kaisers Ferdinand II. verkündet, und der Prälat zum 3tägigen Leichenbegängnis nacher München beruffen wurde, wo uns indessen im Kloster, und in allen Pfarrkirchen ein Gottesdienst anbefohlen ward. Da nächstvergangenem Jahr wegen äußerster Not, und Abgang der Lebens-Mittel die Fasten hindurch in Fleisch-Speisen dispensiert worden, so wurde heuer bei der Wohlfeile der Sachen die Abstinenz von Fleisch-Speisen durch bischöfliche Verordnung wieder streng anbefohlen.

Aus dem armen Schwaben kamen um diese Zeit die traurigsten Botschaften, und elendsten Flüchtlinge, die alle gleich erzählten, daß Klöster, Städte, und Dörfer öde stehen, die die Tyranneien der kaiserlichen Soldaten nicht mehr aushalten konnten[107].

Die Auffahrt war an Wallfahrtern ziemlich frequent, und wir zählten nicht weniger, als 3000 Communicanten. Was die Andacht vorzüglich, und aufs höchste solennisierte, war selbst der Churfürst mit seiner durchlauchtigsten Frau, die von der ersten Vesper des Vorabends bis zur zwoten des Festes allen öffentlichen Andachten beiwohneten. Auch die Augsburger waren dieses Jahr wieder hier. Die Münchner blieben aber weg, welches der Churfürst ungnädig aufnahm. Um die Mitte des Julii reiften schon unsere Felder. Die Winter-Ernte war sehr schlecht, der Sommerbau aber mittelmäßig.

Am 4. August schlug der Blitz in den Kloster-Turm, wo eben die Reparation, die 6 Wochen gedauert hat, fertig war, machte aber keinen Schaden, als nur eine Öffnung in der Kuppel. Der Blitz fuhr durch den Turm, und durch die Öffnung an der Uhr, in den Chor, und hinterließ in der Kirche einige unbedeutende Merkmale.

Nach der Ernte übersetzte der General Weimar mit der Französisch-Schwedischen Armee wieder den Rhein, und drohte Baiern, wovon er eingeschworener Feind war, auszurauben, und zu verheeren. Welch ein Schröcken für uns, da wir nichts wenigeres zu fürchten hatten, als auf künftigem Winter wieder die Flucht nehmen zu müssen, und das Unsere alles zu verlieren. Allein der tapferste Held Johann von Werth, der schon öfters unser zweiter Schutzgott war, ging ihm entgegen, und drückte ihn mit großem Verlust wieder über den Rhein zurück. Und er mußte seine Vivers [Lebensmittel], und sein Winter-Quartier anderwärtig suchen. Schade, daß es nur einen Johannes von Werth gab[108]!

Was dermal noch sehr beschwerlich war, das war der hohe Lehn der Dienstboten, und Taglöhner, die auch samt dem oft gar nicht zu haben waren, wobei der Feldbau sehr leiden mußte. Wer vorhin um 8, oder 10 fl. gedient hat, der forderte jetzt nebst den gewöhnlichen Kleidungs-Stücken schon 20 und 30 fl. Und das von darum, weil es so wenige Leute, und so viele öde Gründe gab.

Gott sei in allem gepriesen! Und ihm sei tausend Dank, daß uns dieses Jahr nur die bittere Geißel des Krieges nicht getroffen!

1638

Mit dem neuen Jahr gingen auch andere neue Unsterne auf. Die ersten Monate hatten von allen Elementen verschiedentlich zu leiden. Man hörte von allen Orten her von schröcklichen Feuersbrünsten, wodurch Städte und Dörfer eingeäschert wurden. Anderswo gab es

Überschwemmungen, wovon ganze Gegenden mit Menschen, und Vieh ersäuffet wurden. Wir hatten von Winden fürchterlich zu leiden. Es war kaum ein Haus, das nicht sein Dach verloren, oder gar niedergerissen wurde. Die umgestürzten Bäume in Gärten, und Wäldern waren ohne Zahl. In dem Kloster-Turm rückte er die Kuppel von der Mauerbank, und neigte dieselbe 6 Schuhe von seinem Perpendicel, alle Augenblicke zu seinem völligen Sturz. Niemand getraute sich mehr in die Kirche, und auf den Chor aus Furcht des Sturzes. Selbst der Churfürst schickte seine Baumeister, um die Gefahr zu untersuchen, und dem Ruin des Klosters, und der Kirche vorzukommen. Diese fanden zwar keine Notwendigkeit, die Kuppel ganz abzutragen, machten aber einen fürchterlichen Überschlag, dieselbe wieder in eine gehörige Stellung zurecht zu bringen. Der Schaden, den dieser Wind dem Kloster an verwüsteten Dächern, Fenstern und anderem gemacht hat, belaufte sich auf 1000 fl.

Wie Feuer, Wasser, und Luft, so mangelte auch die Erde nicht, uns ihre Plagen fühlen zu lassen. Sie lieferte Wölfe in ungewöhnlicher Anzahl, die auch in unserer Gegend, und Nachbarschaft Menschen, und Vieh viel Schaden taten, bis die Bauern zur Gemein-Jagd aufgeruffen, und mehrere gefangen wurden, wovon der Herr Graf Seefeld in der Gegend von Dinzlbach 5 erleget, und nacher München geschicket hat.

Um die Fasching ging der tapfere General Johann von Werth, der Schrökken unserer Feinde, aus seinem Winter-Quartier von München zu seiner Armee am Rhein ab, um Rheinfelden von der Belagerung der Feinde zu retten, welches auch bald geschah. Allein, da Weimar große Verstärkung erhielt, so wurde der von Werth mit mehreren anderen hohen Offizieren gefangen[109], aber sehr großmütig, und gut tractieret, und nacher Paris, wo ihn der König, und die ganze Stadt mit Verlangen zu sehen, erwarteten, abgeschickt. Da wurde wahr, daß die Tugend auch am Feinde gelobt wird. Denn die größten von Adel luden ihn zu Gast, und selbst der König belobte ihn. So groß nur die Freude der Feinde über seine Gefangennehmung war, so groß war auch unsere Bestürzung, daß er (unsere Liebe, und einzige Hoffnung) gefangen war. Da man in Paris ihn verschiedentlich auf französische Seiten zu ziehen suchte, antwortete er allmal standhaft, und deutsch, daß er den Baiern Treue geschworen, und allezeit halten werde. Auf diesen Fall forchten wir nichts mehr, als daß der Weimar schnurgerad auf Baiern losgehen, und da seine lang geschworene Feindschaft auslassen werde. Wenigst kamen von dem Churfürsten Briefe an unseren Prälaten, daß er die Kisten zum hl. Schatz in Bereitschaft halten solle.

Am Palmsamstag gingen in Calabrien (eine Provinz im Neapolitanischen) 30000 Menschen, und 8 Städte gänzlich durch ein fürchterliches

Erdbeben zugrund, und 8 andere wurden großen Teils verwüstet. Über dieß stund ein neuer Prophet auf, der dieses Übel für ganz Deutschland, und Europa auf den 23. Julii verkündete, welches eine allgemeine Bestürzung unter den Menschen, und die ängstlichste Erwartung des traurigsten Sterbtages Europens verursachte. Es muß doch etwas kommen, das dem Übel einmal ein Ende macht!

Im Julio wurde unsere Turm-Kuppel von dem churfürstlichen Baumeister Michael Haigel nicht nur mit neuen Hölzern ausgebessert, sondern auch mit bewunderungs-würdiger Kunst, das auch die [Sach-] Verständigen nicht glauben wollten, in die vorige rechte Stellung zurück gebracht. Das Kunstwerk, und Schrauben-Geschirr war von innen des Turms angebracht, und das ganze Werk in kurzer Zeit vollendet.

Dieser rechtschaffene Mann hat auch den nämlichen Sommer mit dem Mauermeister Georg Schmutzer von Wessobrunn unser Wirtshaus, das die Schweden abgebrennt, schön, und gut hergestellt.

Am 24. Julii war das schröcklichste Donnerwetter, das alles unter, und über sich zu kehren scheinte, wobei jedermann glaubte, daß jener Tag des allgemeinen Erdbebens, und des Untergangs für Deutschland, den ein falscher Prophet vorhin vorgesagt, angebrochen seie.

Die Ernte war dieses Jahr in Rücksicht des wenigen Anbaues sehr gesegnet. Daher eine Wohlfeile aller Sachen, die gar niemand vermutet hätte. Nur an Leuten zur Arbeit war ein großer Abgang, darum immer vieles öde mußte gelassen werden. Im Monat August hat sich der Churfürst in Absicht auf das Kriegsgeschäft, und seine Ehegemahlin um zwote gesegnete Niederkunft den gesamten Klöstern in ihre gemeine, und besondere Andacht, worauf Er allemal große Hoffnung setzte, besonders anbefohlen.

Es wurde auch heuer wieder zum erstenmal die Steuer, die seither dem ersten Einfall der Feinde in unserer Gegend unterlassen worden, aber nur zum dritten Teil ausgeschrieben. Den 27. September besuchte der Herzog von Lothringen mit seiner durchlauchtigsten Frau[110] den hl. Berg, da er von den Franzosen aus seinen Landen vertrieben, sich in München aufhielt. Diesen Herbst regnete es so lang, und so viel, daß das Greimat [Grummet] großen Teils verdorben, und die Wintersaat sehr verhindert wurde.

Um Glück unseren Waffen zu erbeten, wurde mehrmals von unserem Bischof in den volkreichen Orten auf 4 Feiertage ein 10stündiges, und in den kleineren ein 2stündiges Gebet angeordnet.

Zu Anfang des Dezember wurden churfürstliche Commissarii an die Bairisch-Kaiserliche Armee am Rhein abgeschickt, um das Verhalten des Generals Götz[111], der anstatt des Johann von Werth in das Commando eingetreten, und nun einer Verräterei angeklagt ward, zu untersuchen, und er wurde wirklich gefangen nacher Ingolstadt gebracht. Denn aus seiner Schuld, sagt man, ist die Festung Breisach ausgehungert, und in die Hände der Feinde gekommen[112], worauf jetzt Schwaben, Württemberg, Franken, und Baiern wieder auf ein neues altes Übel, und mehr, als jemal zu fürchten hat. O! der unnennbaren Untreue unserer Generale, ohne welche dem Übel schon längst ein End wäre!

Also beschließen wir dieses Jahr wieder in Furcht, und Schröcken! Vielleicht noch schröcklicher, wenn wir nicht fast schon an alles Übel gewöhnt wären!

1639

Von dem Winter-Quartier blieben wir zwar frei, aber Schwaben, Württemberg, und Franken ging es desto ärger. Jedoch zu Ergänzung, und Herstellung unserer Armee wurde eine Kriegssteuer ausgeschrieben, so daß der vierspännige Bauer 2 fl., der zweispännige 1 fl. 30 kr., und alle übrigen 15 kr., bezahlen mußten. So viel dann die Summa der Untertanen gesamt ausmachten, ebenso viel mußte jede Herrschaft hinzu bezahlen. Über dieß wurden auch Pferde aufgeboten, die aber der Churfürst zu bezahlen versprach. Also wurden in kurzer Zeit 4000 Pferde allein aus Baiern zur Armee geliefert. Wer hätte dieß vor einem, und anderem Jahr geglaubt!

Der Winter war an Witterung sehr leidentlich, der Frühling aber gar sommerlich, so daß alle Bäume vor der Zeit Laub, und Blüten trugen, und den reichsten Segen versprachen. Allein zu Ende des April fiel eine ungewöhnliche Kälte ein mit Schnee, und Eis, die nicht nur alle Blüte, sondern auch alles Laub in Gärten, und Wäldern verdorren machte. Die Bäume belaubten sich aber zum zweitenmal.

Die Auffahrt war sehr frequentiert, wobei einer 1200 Bettler will gezählt haben, wenigst sagt man, daß eine Person, die das Gelübde hat, auf dieser Wallfahrt keinen Bettler ohne Almosen zu lassen, von Grafrath nur bis Herrsching 10 fl. in kleiner Münze verbraucht habe. Die Münchner blieben auch dieses Jahr wieder zurück.

Auf Pfingsten wurde mehrmal ein allgemeines Jubiläum auf 2 Wochen verkündet.

Sommer hatten wir dieß Jahr fast keinen; immer Regen, und Wind, die an Heu, und Getraid vieles verdarben; an vielen Orten auch großen Schauer.

Den 18. Juli starb der Französisch-Schwedische General [Bernhard von] Sachsen-Weimar zu Neuenburg am Rhein an der Pest, nachdem er kurz vorher wahre Grausamkeit gegen die katholische Geistlichkeit, und auch gegen das Volk geübt hat. Eine wahre Geißel Gottes! Das sollte uns eine Hoffnung machen, allein seither die Geißel zerbrochen, zogen unsere Herren Generale gar nicht mehr an, und ließen den Karren ganz im Moraste stecken, wenigst hörte man nichts, als von Schlappen, Retiraden, Übergab der schönsten Plätze, und Verheerungen der Provinzen, da indessen bei uns eine Abgabe nach der anderen zu Fortsetzung des Krieges ausgeschrieben wurde, wie eben eine Anlage auf das Bier da war, kraft welcher von jedem Eimer 15 kr., und zwar vom Jahr 34 bis jetzt her, auch von dem, was zum eigenen Gebrauch gedient hat, bezahlt werden sollten. Die Befolgung steht zu erwarten!

Baum-Früchte gab es dieses Jahr keine.

Die Feld-Früchte, da der beständige, und kalte Regen eine Ernte so lang verzögerte, wurden von den Wildschweinen, deren vielfältig 10–20 und 30 zusammen auf einem Acker gesehen wurden, und weder mit Hunden, noch Schippen abgetrieben werden konnten, so sehr verdorben, daß mancher Bauer zweifelte, ob er für's künftige Jahr den Samen erhalten werde. Im Oktober wurden allgemeine Jagden angestellt, und sehr viele gefangen, sicher mehrere tausend. Wir fangten in einer Woche 23, und in allem über die 80. Indessen war eine solche Wohlfeile des Getraids, daß man den Metzen Roggen um 10 kr. und den Metzen Gerste um 20 kr. kaufte.

Da die Schweden unter Anführung des Generals Bannier[113] diesen Herbst in Böhmen grausam, und unmenschlich gehauset, und gebrennt, so, daß man sagte, es sei der dritte Teil von Böhmen in feindlichen Feuern aufgegangen; so konnten auch wir dieses Jahr wieder nicht anders, als in Bangen, Furcht, und ängstlicher Erwartung gleicher Dinge beschließen.

1640

Das erste Übel, das sich 1640 einstellte, waren wiederum die Wölfe, die schon einige Jahre her Menschen, einheimischen, und wilden Tieren vielen Schaden taten. Den 10. Februar langte der Jäger von Traubing mit unseren Netzen, und Leuten 2 große solche Bestien, die er uns zur Schau zuschickte, und die fürchterlich aussahen.

Im März wurde eine allgemeine Decimation für den gesamten, sowohl weltlich- als regular-Clerum zu Bestreitung der Kriegs-Kösten auf Päpstliche Concession ausgeschrieben. Die Bischöfe von Köln, und Wien wurden in diesem Geschäfte als päpstliche Executoren, und Legati bestellt, welche ihre Gewalt den bischöflichen General-Vikarien, und diese manchmal wieder anderen Geistlichen auf dem Lande subdelegierten. Der General-Vicar von Augsburg übergab das Geschäft unserem Prälaten, den der Churfürst selbst hierzu vorschlug.

Am 8. Junii fangte es an zu regnen, und regnete fast ein ganzes Monat, so daß es große Überschwemmungen gab, die die Ältesten nie gesehen. Stegen und andere Orte am See stunden ganz im Wasser.

Am 4. August kam abends der Churfürst mit seiner durchlauchtigsten Frau aus Ettal, und von Weilheim, wo Er zur Franziskaner-Kirche den ersten Stein geleget, zu Heiligenberg an, und reisete den andern Tag, dessen Vormittag Er mit höchster Andacht zugebracht, abends wieder nacher München ab.

Da die Feldfrüchte, besonders die Gerste wegen der vielfältigen Regen schon etwas, so haben dieselben noch mehr von den Wildschweinen, deren es eine unglaubliche Menge gab, gelitten. Einige Bauern sagen, daß sie den Samen richtig verloren, andere, daß sie denselben kaum erhalten haben.

Den 23. August besuchte der Herzog Albert[114] mit seinem jüngsten Sohn Sigmund Albert[115], endlich nach einigen Jahren, die Er ausgeblieben, da es doch sonst seine Gewohnheit war, öfters hierher zu kommen, mehrmal den hl. Berg zu unserer größten Freud. Allein es erfolgte bald ein größeres Leid! Eine Viertelstund darnach, als unser Herr Prälat den Herzog freudigst empfangen, warf Ihn ein Schlagfluß zu Boden, und starb am nämlichen Tage, an dem er vor 30 Jahren zum Abten erwählet worden, nachdem der Leib-Medicus des Herzogs alles Leibliche, wie wir alles Geistliche angewendet haben[116]. Der Herzog selbst nahm an unserem Leidwesen Teil, und suchte uns zu trösten.

Den 28. September war die Wahl, und Tags darauf die Consecration des neuen Herrn Prälaten. P. Maurus Friesenegger, also in meiner unwürdigen Person. Wie werd ich doch den Verlust des Klosters, und die Würde meines allgemein geliebten, und auch von höchsten Orten geschätzten Vorgängers ersetzen!

Den 23. Oktober kam der Herr General-Vicar von Freising hier an, und forderte die Decimation von der sogenannten Gruft in München. Bis zur Berichtigung derselbigen Einkünfte nahm derselbe indessen 12 fl.

Den 28. Oktober übertrug mir auf Andringen unseres Churfürst der

General-Vicar von Augsburg das Decimations-Geschäft, das mein Vorfahrer angefangen. Allein ich suchte dieses mühsame, und verdrießliche Geschäft in einer Bittschrift an den Churfürst von mir abzulehnen, aber umsonst, und ich durfte dem zweiten Auftrag nicht widerstehen.

Um diese Zeit hatten wir auch Unglück an Vieh. 40 Schafe fielen an einer Seuche, und 23 Kühe verwarfen ihre Kälber.

1641

Das Jahr 1641 stellte sich bald mit einigen Kriegs-Unruhen ein. Schon im Januar, bei sehr scharfem Winter, fiel der schwedische Tyrann Bannier in der oberen Pfalz ein, und verheerte mehrere Orte mit Feuer und Schwert, und ging in seiner Wut bis nacher Regensburg, das er mit einigen Kanonen salutierte, wo eben der Kaiser mit seinem Hofstaat, und allen Reichs-Fürsten beisammen waren, und wo wenig gefehlet hat, daß nicht der Kaiser, und noch mehr die Kaiserin, die eben von einer Jagd zurückkehrten, gefangen wurden. Wenigst fielen die Falken, und Jagd-Pferde dem Feind in die Hände. Bannier behielt die Pferde, und schickte die Falken mit dem Spott zurück, daß er mit Pferden, und nicht mit Falken Krieg führe. Dieser unerwartete Vorfall erschreckte freilich alle Großen, aber niemand war, der Anstalt machte, sich entgegen zu setzen, als unser Churfürst allein. Er brachte ohne Verweilung die Armee aus dem Winter-Quartier, bot in allen Märkten, Städten, und Klöstern Pferde zum Fuhrwesen (Heiligenberg stellte 2 Pferde, und einen Knecht) auf, und ließ alle Stücke, und Munition nacher Ingolstadt abführen. Am 20. Januar schneiete es so viel, daß fast alle Wege, und Straßen unpassierlich wurden, und die Ältesten sagten, daß sie niemal solchen Schnee gesehen haben.

Ungeachtet dessen übersetzte doch der Feind die Donau auf dem Eis, und fiel in Unterbaiern ein, wo er ungeheuere Schäden, und Beute machte, und auch viele Gefangene wegführte[117].

Unterdessen zogen sich auch unsere Truppen bei Regensburg aus dem Winter-Quartier zusammen, und machten es auf ihrem Marsch wenig besser. Unser Kloster Paring[118] allein litt an genommenen Pferden, Vieh, und geplünderten Sachen einen Schaden von 1000 fl. Wenigst[ens] glaubt man, daß es Kaiserliche gewesen, die solches getan haben. Bei allen diesen Trubeln, und Geschäften vergaß der Churfürst den hl. Berg nicht. Den 24. Januar erhielt ich ein Churfürstliches Schreiben, und Befehl, den hl. Schatz alsobald einzupacken, und nacher München zu führen. Welcher Schrecken für uns, da wir noch nicht wußten, was vorbeigegangen, und was geschehen werde! Der Schatz wurde zwar eingepacket, konnte aber wegen Schnee, und böser Witterung unmöglich abgeführet werden.

Den 28. Januar wurde die Land-Miliz dringenst aufgeboten, und eilends nacher Ingolstadt commandiert. Auf einmal, und ganz unverhofft kam ein warmer Wind, und lösete das Eis der Donau auf, und nun war den Schwedischen Räuber-Horden der Rückweg abgeschnitten, und nicht wenige, die sich noch dem Eis, als ihrer einzigen Ausflucht, anvertrauten, ersoffen samt ihrer Beute in der Donau.

Um eben diese Zeit nahm der Feind den Unsrigen, die wie die Hasen flohen, die Stadt Cham weg, und tyrannisierte die umliegende Gegend auf seine, nur Tyrannen eigene Art[119].

Den 13. Februar wurde unser Schatz nacher München abgeführt, und erst den andern Tag folgte ich mit den hl. 3 Hostien nach, unter wie viel Zähren der Unsrigen kann ich mehr beweinen, als beschreiben. Die hl. Reliquien, und die hl. Hostien wurden in unserer Gruft, das übrige aber in der Münzstätte aufbewahrt. Bald aber kam auf meine weitere Anfrage von dem Churfürst der Befehl, die Kisten auf der Münz nicht von den Wägen zu nehmen, in der Hoffnung, selbe bald wieder unberührt zurückzubringen, wie sie hergekommen.

Unterdessen wurden von den Untertanen Pferde zur Cavallerie gegen Bezahlung aufgeboten, welches die Herrschaften zu betreiben hatten. Ebenso wurde denselben auch strengst geboten, alle Jäger, und Schützen ihres Gebietes namhaft zu machen, und nacher München zu beordern, wo dann sie beschrieben, und wieder nacher Haus entlassen wurden, mit dem Auftrag, auf den ersten Ruf wieder zu erscheinen.

Da dann der Feind die Pfalz übel, und erbärmlich hernahm, und dem Baierland noch etwas Ärgers drohte, so mußten wir immer in Furcht, und banger Erwartung leben.

Unterdessen sammelten der Kaiser, und Churfürst ihre Truppen zu Regensburg[120], übersetzten die Donau, und überfielen in aller Stille, welches noch nie geschehen, und welches wir Gott, und der Fürbitte Mariä allein verdanken müssen, die Stadt Neunburg, bei höchstem Winter, und schlimmstem Wetter, überwältigten sie, und nahmen die ganze Besatzung gefangen, unter welcher auch der berühmte General Schlang war, der seinen Namen schon längst wahr gemacht hat. Die Beute war ebenfalls nicht klein[121]. Sobald der Ruf nacher Cham kam, verließ Bannier die Stadt, und überließ sie den Unseren mit offenen Toren, und zog sich mit seiner Armee flüchtig nach Böhmen [zurück], allwo er nach kurzem aus Verdruß, wie man sagt, über seine Schlappe, und Flucht (denn er lebte von Stolz) den Tod der Tyrannen gestorben[122]. Und so lebten wir wiederum aus unserer Furcht auf, und feierten die Ostern mit Freuden.

Den 9. April kam der Fuhrknecht, der am 22. Januar von dem Kloster mit 2 Pferden zum Militär-Fuhrwesen abgeschickt worden, ohne Pferde, und nur mit halbem Leben zurück, und erzählte, daß aus Abgang des Proviants, und Futterage viele Pferde, und Menschen erkrankt, und gestorben. Er wurde 14 Tage lang mit besserer Kost versehen, und die Bezahlung für die Pferde folgte von München nach der Schätzung ohne Verweilung.

Am 18. April wurde unser hl. Schatz mit größter, und allgemeiner Freude wieder von München in das Kloster zurück gebracht.

Die Auffahrt-Solennität war an Pilgrimen sehr frequent. Allein kaum hatten wir die Augsburger, und Münchner solenn einbegleitet, so fangten die Winde mit Schnee, und Regen an zu stürmen, und stürmte 3 Tage lang fort.

Am 1. Mai wurde mehrmal ein Jubiläum verkündet, das 3 Monate dauern sollte[123].

Den 14. Mai besuchte der Kaiser Ferdinand III.[124] von Regensburg aus die Stadt München, wo er wahrhaft kaiserlich bewirtet wurde.

Der vergangene Frühling war sehr winterlich, und nun beginnt der Sommer sehr stürmisch. Eine Überschwemmung, die über Menschen-Gedenken geht, richtete aller Orten die größten Schäden an, und ein fürchterlicher Schauer schlug von Ulm bis Straubing alles in Grund. Bei uns, und all unseren Gegenden machten die Wildschweine in unglaublicher Menge den Feldern den größten Schaden, und den Bauern die größte Mühe.

Am Vorabend des hl. Bartholomei kamen die höchsten Herrschaften der Churfürst, und Frau Churfürstin auf den hl. Berg, und brachten die Zeit meistens im Gebet, und in der Andacht zu, und wohnten am Sonntag auch der Prozession mit den 3 hl. Hostien um das Gotteshaus bei. Und reiseten erst am 3. Tage nach der Vesper wieder ab.

Den 18. August fangte bei uns die Ernte an, und fiel ergiebiger aus, als man in Rücksicht auf den sehr kalten Frühling, den nassen Sommer, und den Wildschaden hätte vermuten können.

Übrigens lebten wir den Rest dieses Jahres in Frieden hin.

1642

Das erste Übel, das sich mit dem Jahr 1642 einstellte, waren wieder die Wölfe, deren es eine Menge gab, die Wege, und Stege aller Orten unsicher machten.

Den 14. Februar schneiete es, und ohngefähr 7 Uhr morgens tat es fürchterlichen Blitz, bei welchem unser Gotteshaus wie in einem Feuer stund; und gleich folgte ein schrecklicher Donnerknall, der aber nichts anders, als einen üblen Geruch in der Kirche, und in dem Turm hinterließ.

Den 5. April langte unser über alles geschätzter Held Johann von Werth aus der französischen Gefangenschaft, die über die 4 Jahre gedauert hat, und aus welcher er um den General Horn rancioniert worden, mit größter Freud, und Hoffnung für die Zukunft in München an[125].

Auf die kältesten Winde, und Reife, die bis Mitte des Mai hinein gedauert haben, und die den Feld- und vorzüglich den Baumfrüchten großen Schaden getan, folgte eine langwierige Trockene, bei welcher man weder bauen, noch das Gebaute ersprießen, und grünen konnte. Welche traurige Aussicht für den Sommerbau!

Erst den 5. Junii fangete es an zu regnen, und unsere Felder zu erquicken.

Den 8. Junii, am Fest der Pfingsten entstund ein Schauer-Wetter, das Schlossen unter andern auf ein Pfund warf, und an vielen Orten dem Feld, Vieh, und Häusern größten Schaden tat. Wir blieben, Gott sei Dank, befreiet.

Am 11. Junii waren unsere Felder von Reif, wie mit Schnee bedekket; zum Glück, daß der Roggen noch nicht in der Blüte war! Der Reif machte doch seinen Schaden.

Um die Mitte des August kamen 2 Metzger von München mit der Bitte, daß ihre Zunft für allezeit in unsere hl. 3 Hostien-Bruderschaft aufgenommen, und eingeschrieben werden möchte, wornach sie jährlich in Prozession nacher Heiligenberg kommen wollten, welches ihnen ganz leicht zugesagt, und mit Brief versichert wurde.

Den 27. August schlug der Blitz 3mal, oder mit 3mal nach einander wiederholtem Schlag in unsern Turm, doch allemal ohne Schaden; aber zu fürchten ist es, daß dieser Turm, den in wenig Jahren schon 7mal dieses Unglück samt dem Glück getroffen, nicht einmal Feuer fange, und uns das größte Unglück bringe[126].

Man muß sich verwundern, wie die Wölfe sich vermehren, und überhand nehmen. Sie haben von der Kloster-Herde 8 Lämmer, und ein Schaf, und von andern Kälber, und Füllen zerrissen. Beim Nieder-Wild-brät ist gar nichts mehr anzutreffen, man weiß nicht, haben sie solches versprenget, oder ganz aufgefressen,

Diese wilden Fleischfresser mögen wohl einem Kameralisten den Gedanken gegeben haben zu dem Projekt des Fleisch-Pfennings. Den Metzgern war es schon lang geboten, von jedem Pfund Fleisch, das sie auswogen, einen Pfenning zur Kammer abzureichen. Nun wird dieses Gebot auch auf alle Klöster, und Herrschaften, geistliche, und welt-liche, ausgedehnet, um von allen Gattungen des Fleisches, das sie zu ihrem eigenen, Gebrauch, und aus ihrer eigenen Herde schlachten, einen Pfenning per Pfund zu bezahlen. Ob es zur Erfüllung kommt, stehet abzuwarten.

Nachdem unsere Armee bei Leipzig vergangener Tage sehr geschlagen, und geschwächt worden[127], so entstund wieder ein allgemeiner Schrök-ken, und Furcht, daß nicht der Feind unsere Schwäche benutzen, und wie vor 10 Jahren spornstreichs herauf rücken, und uns in das schon lang gedrohte Elend treiben, und stürzen möchte[128].

Unser Churfürst tate wieder alles, was Er tun konnte. Er rüstete seine Armee wieder neuerdings aus, bot die Land-Miliz auf, berufte die Jäger, und Schützen, die in größter Anzahl zu München, zu Ingolstadt, zu Landshut zusammen kamen, und schrieb aller Orten Pferd zum Fuhr-wesen, und zu den Stücken aus, die Er nacher Donauwörth bringen ließ. Heiligenberg mußte mehrmal [wiederum] 2 ausgerüstete Pferde, und einen Knecht abschicken. Und so blieben wir dieses Jahr zwar in Ruhe, aber ängstlich, und ungewiß, was das neue, und künftige geben wird.

1643

Den 2. Januar erhielt ich den höchsten Befehl, meine 2 requirierten Pferde zur Vorspann der Stücke nacher München abzuschicken. Allein ich hatte höchste Not, einen Fuhrknecht hierzu zu finden. Der Vorige wollte durchaus nicht, und lieber zu den Türken, wie er sagte, als zu diesen Unmenschen nochmal gehen, und so redeten alle. Endlich tat sich ein junger, verehelichter Mann hervor, welches mir sehr lieb war, und ich gab ihm 7 fl. Reise-Geld mit.

Die Bauern hatten eine große Plag mit den Wolfs-Jagden, zu denen sie vielfältig, und oft weiten Wegs aufgeboten wurden.

Am 3. Januar war schon wieder ein anderes churfürstliches Contributions-Schreiben da, vermög welchem jede Herrschaft allein das nämliche bezahlen sollte, was ihre Untertanen zusammen gaben, [wobei] der ganze Hof zu 2, der halbe zu 1 Gulden und weiter fort, wie vor 3 Jahren angelegt ward. Mich traf die Summa zu 136 fl. 52 kr. Wie gerne gäbe jeder noch so viel, wenn er darum den Frieden kaufen könnte.

Den 7. Januar ertrank P. Georg Strohschneider[129] in dem oberen Weiher, da er sich zu keck auf dem Eis hinwagte, das ihm alle andern, die mit ihm spazierten, mißrieten.

Den 19. kam unser Fuhrmann, der neulich mit 2 Pferden zu den Stükken abgeschickt worden, zu Fuß zu uns, und erzählte, daß, sein, und andere Kloster-Pferde geschätzt, gemarket, und anderen übergeben worden. Die Knechte aber sollten alle nacher Hause kehren.

Den 3. Februar wurde die Land-Miliz aus dem Gericht Weilheim aufgeruffen, um die Landsberger, und Schongauer Land-Truppen zu verstärken, weil der Feind sehr nahe käme. Sie kehrten aber bald wieder zurück, und erhielten nur halben Sold, die andere Hälfte müßte ihnen auf höchste Verordnung die Dorf-Gemeinde bezahlen.

Die großen, stürmenden Winde richteten in diesen Tagen wieder aller Orten viel, und großen Schaden an. Uns nahmen sie einen großen Teil des Kirchen-Daches.

Den 7. Februar wurden die beschriebenen Jäger nacher Rain berufen, aber auch diese kehrten bald wieder wider alles Vermuten zurück, und klagten über den Sold.

Da die Französisch-Schwedische Armee Württemberg schon großen Teils besetzet, und schon manchen Ausfall in Schwaben machte, so konnten wir nichts anderes als voll Angst auf unsere Flucht denken, vor allem für unseren hl. Schatz besorgt, um so mehr, als es von höchster Stelle verboten war, etwas zu flüchten.

Ich schrieb also deswegen an den Churfürsten, und erhielt die Antwort, nichts von seiner Stelle zu tun. Er schickte aber anbei die Schlüssel zum hl. Schatz, um auf widrigen Fall keine Verzögerung zu verursachen. Und hiermit war uns die Sorg, und Furcht gar nicht benommen.

Allein unser angebeteter Johann von Werth, dem wir nach Gott, und Mariam das meiste zu verdanken hatten, errettete uns aus unserer ängstlichen Furcht. Er überfiel den Feind öfters in seinem Winter-Quartier, machte viele tot, vertrieb ihn aus ganz Württemberg, und machte viele Beute[130].

Am 24. Februar mußte ich nochmal ein gerüstetes Pferd, mit Knecht nacher München abgeben, das mir aber am 3. Tag darauf auf gute Fürbitte wieder zurück kam.

Am ersten März wurde mehrmal die nämliche Anlage ausgeschrieben, wie vor einigen Jahren, daß nämlich jede Herrschaft so viel, als ihre Untertanen zusammen, abreichen sollen, [wobei] der Hof zu 2 fl., und also in Proportion abwärts, angelegt ward. Den 16. und 17. Mai hatten wir sehr schädliche Reife, besonders für die Baumfrüchte.

Den 11. Junii schlug der Blitz, da wir eben die Vesper sangen, durch die Fenster, wovon doch kaum ein, und die andere Scheiben durchbrochen war, in den Chor. Er kam wie eine feurige Kugel in die Mitte des Chors, wo er sich in mehrere Teile zerteilte, das Vergoldete großen Teils anschwärzte, und einen Leuchter von Messing gewaltig im Kreise herum drehte. Viele von unseren Patern fielen ohnmächtig zu Boden. Gott sei um die Abwendung des größeren Übels unendlich gedankt!

Den 4. Julii kam unsere durchlauchtigste Landesfrau von Ettal, und Peißenberg, wo sie die Gnaden-Bilder besucht, auch auf Heiligenberg, und reisete andern Tags nacher Starnberg.

Die Ernte war dieses Jahr wider alles Vermuten wohl gesegnet, und das Heu in größerer Menge, als sich von einem Alten denken ließ.

Zu Ende des November verabredeten unsere Feinde, die Französischen Schweden, oder Schwedischen Franzosen den Untergang von Baiern. Nachdem sie Rottweil, wiewohl mit Mühe, und vielem Verlust erobert hatten[131], stund ihnen nichts mehr im Wege, durch das schon ganz verheerte, und geplünderte Schwaben in Baiern einzufallen, dasselbe zu berauben, und zu morden[132]. So viel wurde wenigst zu Tuttlingen beschlossen, wo der französische Oberst Rantzau[133], bei einer Assamblee seinen Hals-Kragen mit rotem Wein benetzte, und zu den Umstehenden, die hierüber lachten, sprach: So werden nächst meine Hände mit Baiern-Blut gefärbet werden. Dem aber ein anderer, Rosen[134] mit Namen, der doch selber nicht besser als Rantzau war, antwortete: Du hast doch nicht gesagt, wenn Gott es will. Du kennst die Baiern nicht, wirst sie aber erfahren!

Da sich dann die feindliche Armee, über die 20000 Mann zu Pferd, und zu Fuß bei Tuttlingen versammelte. und die Generals mit ihrem Commandanten Rantzau über die Einnahme Rottweils, und die Beute von Baiern, auf die sie so sicher, wie auf den morgigen Tag, hinschmauseten, sich gute Tage, und Festins hielten: siehe! auf einmal erschien die bairische Armee, überfiel die Unvorsichtigen, die nichts weniger als von einem Feind in der Nähe träumten, machte mehrere 1000 nieder, und nahm eben so viele 1000 gefangen, richtete die feindlichen Stücke auf die Stadt, und umschlossen dieselbe, und am andern Tage, den 24. November nahmen sie die Stadt, und alle hohen Offiziere darin gefangen. Die Beute war ebenfalls groß.

3 französische Offiziere fielen unserem commandierenden Wolf[135], der überall der erste war, und mit eigener Hand viele der Feinde erleget hat, zu Füßen, versprachen nimmermehr über den Rhein zu gehen, und auch andere Franzosen hierzu zu bereden, und wurden auf solche Weise entlassen. Johann von Werth ließ 500 Franzosen zusammen hauen mit dem Vorwurf, daß sie diesseits des Rheines nichts zu tun hätten. Der Kapitän Rosen, der eben am Tage des Überfalls recognoscierte, und dem die Unseren recht wunderlich entgingen, wurde einer Verräterei angeklagt, und gefangen. Und das war der nämliche, der vorhin dem Rantzau den Vorwurf gemacht hat, daß er die Baiern nicht kenne, und daß er sie erfahren werde.

1644

Den 7. Januar erhielt ich von Weilheim ein Monitorium wegen des Fleisch-Pfennings von dem, was zum eigenen Genuß des Klosters geschlachtet worden. Es blieb aber aller Orten bei dem Monitorio.

Bald hernach am 21. Januar wurde mehrmal eine Kriegs-Anlage zur Beschützung des Vaterlandes und zur Abwendung des Winter-Quartiers ausgeschrieben, kraft welcher der Bauer vom ganzen Hof 40 kr., und also abwärts bis auf 5 kr., und der Gutsherr eben so viel, nämlich die Summa seiner Untertanen geben mußte. Dieses Jahr habe ich mehrere Häuser in Erling, Mühlfeld, Gauting, die von der Schweden-Brunst noch darnieder lagen, neu erbaut, und andere renoviert, aber alle sehr wohlfeil, und unter der Hälfte, was sie gekostet, verkauft, weil noch niemand gerne Häuser, und Güter übernehmen wollte, die wegen des ungewissen Ausgangs des Krieges zu behaupten noch nicht sicher waren.

Dieses Jahr waren sowohl die Feld- als Garten- und Baumfrüchte wider alle Hoffnung so gesegnet, daß es Mühe war, dieselben ein- und unterzubringen. Im Monat August bekamen wir wieder verschiedene, und oft sehr betrübte Zeitungen von dem Krieg. Da die Franzosen fast alle Städte, und feste Orte am Rhein eroberten, stund uns wieder nichts anderes bevor, als Furcht, und Sorg über ihren feindlichen Besuch, und unsere elende Flucht[136]. Daher wurden in Baiern wieder mehrere tausend Pferde, jedoch gegen Bezahlung aufgeboten, um unsere Cavallerie zu ergänzen. Ich schickte 2 derselben. Eines wurde mir wieder als unbrauchbar zurück geschickt, das andere mit Sattel, und Zeug um 54 fl. bezahlt.

Am 2. September besuchten unsere beiden Durchlauchten mit ihrem 8jährigen Prinzen Ferdinand, und mit höherem, und zahlreicherem Gefolge, als sonst, von der Jagd von Starnberg her Andacht halber den hl. Berg, und reiseten anderen Tags abends wieder nacher Gauting ab wo Höchstdieselben übernachteten.

1645

Den Eingang des Jahres 1645 machten die Wölfe wiederum sehr überlästig. Da die Bauern vielfältig zur Jagd beruffen wurden, geschah es öfters, daß sie mehrere Tage bei der größten Kälte, und ungestümsten Witterung ohne Brot verbleiben mußten.

Den 16. Januar wurde mehrmal eine namhafte Kriegssteuer ausgeschrieben, gleich derjenigen von [vor] 2 und 3 Jahren, wo der Hof 2 fl., und proportionierlich abwärts, und dann die Herrschaft so viel, als alle Untertanen zusammen geben mußten. Den 29. Januar tobten die Winde wieder fürchterlich, und ruinierten nebst anderem unser Kirchendach sehr.

Den 12. Februar nahm das Jubiläum, welches Innocentius X.[137] bei seinem Antritt um glückliche Regierung, und zur Abwendung der Kriegesübel ausschreiben lassen, seinen Anfang, und dauerte bei großem Concurs 14 Tage.

Es waren auch Umstände, die das Gebet notwendig machten. Denn beide Armeen, die Kaiserliche, und Schwedische unter Anführung des Generals Torstenson[138], jede zu 20000 Mann, zogen sich, nachdem die Schweden in Sachsen großes Glück gemacht, in Böhmen zusammen, wo ein entscheidendes Treffen unvermeidlich war.

Zu Anfang des März war schon wieder der dringende Befehl der Hofkammer da, den Fleisch-Pfenning des eigens Geschlachteten abzugeben, mit der Bedrohung, widrigenfalls einen Teil unserer Jurisdiction uns abzunehmen. Allein – !

Was diese Zeit für eine Wohlfeile des Getraids gewesen, da doch alles andere in höchstem Wert war, ist nicht wohl zu begreifen. Der beste Kern, und Weizen galt nicht gar 5 fl., der schönste Roggen, und Gersten 3 fl., der Hafer nicht ganze 2 fl. Entgegen forderte ein Knecht zum Jahrlohn von 18 bis 24 fl., welches unerhört ist. Auch die Handwerker, und Taglöhner begehrten wider das höchste Verbot doppelten Lohn. Daher war der Bauer in größter Verlegenheit.

Den 6. März wurde bei Tabor in Böhmen ein sehr blutiges Treffen zwischen den Kaiserlichen, und Schweden geliefert[139], wobei lang mit gleichen Kräften, und gleichem Verlust gestritten wurde, bis endlich die Kaiserlichen weichen mußten, und hart verfolget wurden, so daß sehr viele, und hohe Offiziere von ihnen getötet, und gefangen worden. Der Verlust wurde von einer, wie von der anderen Seite auf 5000 Mann geschätzet. Johann von Werth wurde dreimal gefangen, und dreimal wieder gerettet. Durch diesen Sieg öffnete sich der Feind geraden, und sicheren Weg nach Österreich, und die angrenzenden Provinzen, mit unermeßlichem Schaden derselben[140]. Uns aber ging hierdurch doppelte Furcht, und Schrecken zu, sowohl von den Schweden von unten herauf, als von den Franzosen vom Rhein her. Indessen machte unser Churfürst nicht die mindeste Veranstaltung zur Landes-Verteidigung. Er berufte weder seine Land-Miliz, noch seine Jäger, welches uns, weiß nicht was für eine Hoffnung machte, doch verwunderlich schien, immer auf seine Weisheit vertrauend.

Unsere Baierische Armee stund indessen in Württemberg, wurde mit Munition, Geld, und Mannschaft wohl versehen, und schien die Franzosen, die wieder über den Rhein gegangen, und [das] Frankenland überzogen haben, zu erwarten, oder ihnen zu begegnen.

Da uns unter der Zeit aus Unter-Österreich die schrecklichsten Dinge der wütenden Schweden erzählt wurden, wie sie eine Stadt nach der andern wegnahmen, alle Schätze, und Güter in unbeschreiblicher Menge raubten, die schönsten Ortschaften, die ihrer Wut, und Raubsucht nicht genug tun konnten, in die Asche legten, und ihren vieljährigen, geschworenen Haß nicht anders, als mit Österreichs Untergang befriedigen wollten. So ließ alles dieses auch uns nicht weniger besorgen[141].

Siehe! Auf einmal kamen am 7. Mai um Mitternacht zwei Boten von München uns geschickt, mit der freudigsten Nachricht, daß unser General Mercy[142] die Franzosen bei Mergentheim gänzlich geschlagen, 4 Generalmajore (unter welchen Rosen, und Schmitberg), nebst mehrere andere gefangen, und alle ihre Stücke erobert habe[143]. Auf Seiten der Feinde sind 5000, und etwelche darüber auf dem Platz geblieben, auf Seiten der Unseren 400.

Am 11. Mai schlug der Blitz mehrmal in unseren Turm (und das war in gar nicht vielen Jahren bereits das fünfzehntemal) und dermal mit solcher Gewalt, daß er denselben von oben bis in das Fundament gewaltig erschütterte, und viele Steine aus dem Gemäuer wegschleuderte.

Da der Churfürst unserer Armee die Vollmacht erteilet, sich nach Gutbefinden der Generale mit dem Feinde, den Schweden, Hessen, und Franzosen einzulassen, so wurden überall allgemeine Gebete verordnet, die auch aller Orten mit Andacht verrichtet wurden, um Glück unseren Waffen zu erbeten.

Den 15. Julii wurden die Jäger, und Schützen, die vor Jahren beschrieben worden, vorgerufen, um mit denselben, wenn ein Treffen mit dem Feinde mißlingen sollte, unsere befestigten Orte zu besetzen. Unsere Jäger wurden mit 100 andern nach Rain beordert. Den 3. August kam es mehrmal zwischen den Unseren, unter Anführung des Feldmarschalls Mercy, und des Kaiserlichen Grafen Geleen[144], und der feindlichen Armee, wo die Franzosen, Hessen, und Schweden versammelt waren, bei dem Dorf Alerheim im Ries, zwischen Nördlingen, und Donauwörth zu einem Haupttreffen. Es wurde bis in die Nacht sehr blutig, hartnäckig, und zweifelhaft gestritten, bis der Feind endlich zum Weichen gebracht ward, und die Baierischen die Nacht durch auf dem Schlachtfeld stehen blieben, welches sie dem Feind mit Losbrennung ihrer Stücke zu verstehen gaben. Allein, da sich die Unseren ganz verschossen hatten, und es also an Munition, und auch Proviant fehlte, so verließen sie andern Tags das Schlachtfeld, und zogen sich nacher Donauwörth zurück, um allda das Nötige aus Baiern wieder abzuwarten. Da es an Pferden mangelte, und die Artillerie-Knechte sich bei der Nacht verirrt hatten, konnten sie nicht mehr, als 14 Stücke, worunter 3 französische waren, mit sich nehmen, und mußten die übrigen, dem Feind abgenommen, wieder demselben überlassen. Feindlicherseits sind 2 Feldmarschälle, und viele hohe Offiziere, unter welchen die Marquis de Borri, und de Pisani, de Castell novo, Graf Witgenstein etc. nebst 6000 Mann tot geblieben. Von den Verwundeten starben noch täglich. Unsererseits blieb der Feldmarschall Mercy selbst; der Graf Geleen wurde gefangen, und nebst einigen Rittmeistern, und Hauptleuten zählte man gegen die 1000 Toten. Der Feind zog sich nach der Schlacht auf Nördlingen zurück, wo die Nördlinger unter dem Vorwand der Neutralität mit Proviant, und Pflegung der Blessierten zu seiner Erholung sehr beförderlich waren, ohne welches derselbe noch lang Not gelitten, und den Unsern so bald nicht würde gewachsen worden sein.

Nun da sich unsere Armee nach dem Treffen, von welchem man den ganzen vorderen Tag bis in die Nacht kanonieren gehört, nacher Donauwörth zurück begab, glaubte jedermann, daß sie geschlagen worden, und der Feind auf dem Fuße nachfolgen würde. Daher gingen viele, sowohl von Donauwörth, als selbiger Gegend in die Flucht, und verbreiteten in dem ersten Schröcken in Baiern die traurigste Nachricht, daß die Unsern gänzlich geschlagen, und schon bis nacher Donauwörth verfolget worden. Überall war höchste Betrübnis, und in München flüchteten die Vermöglichen ihre Güter, und der Hof selbst packte zusammen, alle Stunde zur Flucht bereitet, welches auch geschehen wäre, wenn nicht noch in der Zeit ein hoher Offizier von der baierischen Armee angekommen wäre, der die Sache nach der Wahrheit berichtet hätte. Wir erhielten hier zu Heiligenberg den 4. August abends nach 9 Uhr die obige traurigste Nachricht. In der Frühe um die Mettenzeit, den 5., war ein gerittener Bote von München da, der uns anstatt des Traurigen wieder alles Freudige berichtete. Aber gleich darauf kamen uns churfürstliche Briefe mit dem Befehl, unseren Schatz einzupacken, und eilends nacher München zu überbringen, welches auch den 6. abends nach der Complet, wo wir die hl. 3 Hostien auf dem Chor-, und die 2 Trag-Kisten mit den hl. Reliquien auf den 2 Neben-Altären ausgesetzt, und unsere Anbetung, und Anempfehlung gemacht haben, bis nacher Fußberg, und den 7. nacher München geschehen, allwo der hl. Schatz bei den P. P. Franziskanern in der Kapelle, in welche der Hof von dem Oratorio herabsehen konnte, niedergesetzet worden.

Den 8. August kam unser Pater, der den Schatz nacher München begleitet hat, wieder zurück, und erzählte, daß in München wieder alles erfreut, und in bester Hoffnung lebe, daß nur der Mangel an Proviant, und Munition in der Schuld gewesen, daß die Unsern den Sieg nicht verfolgen, und den Feind ganz in die Flucht haben treiben können. Daher wurde mit allgemeinem Eifer, und gesamten Kräften dahin gearbeitet, daß unsere Armee wieder mit allen Notwendigkeiten, und Bedürfnissen vollkommen versehen würde. Die abgängigen Pferde wurden von den Klöstern anverlanget, und Heiligenberg mußte 3 angeschirrte Pferde, und 2 Knechte schicken; weil aber zum allgemeinen Besten an allem eine größere Menge zusammen kam, als notwendig war, so bekamen mehrere Klöster wieder einige Pferde, und Heiligenberg wieder 2 mit einem Knecht zurück.

Den Sommer durch war eine große Trockne, und Hitze, so daß die meisten Brunnen, und Bäche, Vieh, und Menschen große Not an Wasser gelitten, und an vielen Orten auch Gerste, und Hafer übertrieben, und großen Teils verdorrt ist. Was im Sommer die Trockne, das tat zu Anfang des Herbstes an anderen Orten, wo später Ernte war, der viele Regen, und die Überschwemmung. Wir, Gott sei es gedankt, hatten gute Ernte.

Den 16. September erhielt ich wiederum ein churfürstliches Schreiben, unseren hl. Schatz von München abzuholen, oder denselben noch länger dort zu lassen. Ich hielt bis auf ein weiteres das letzte für besser.

Zu Anfang des Oktober ging eine Kaiserliche Mannschaft diesseits der Donau herauf (denn sie lüsterten nicht wenig nach baierischem

Geld, und Gut), um unsere Armee gegen die Franzosen zu verstärken. Da die Franzosen dieses vernommen, gingen sie eilends in großer Confusion, und mit vielem ihrem Verlust bis über den Rhein in Sicherheit zurück[145]. Niemand war froher als wir.

Den 27. Oktober wurde dem Kloster eine Fuhr nacher Wasserburg anbefohlen, um Oesterreicher-Wein nacher München zu führen, welches ungeachtet unserer vorgelegten Freiheiten doch geschehen mußte, wenn ich nicht lieber wollte, daß eine andere Fuhr auf meine Bezahlung gestellt würde.

Den 2. November erging mehrmal der Befehl der Hofkammer an alle Klöster über den Fleisch-Pfenning nicht nur für dieses, sondern für alle vorigen Jahre, seither derselbe das erstemal anverlangt worden, mit der geschärften Weisung an den Herrn Pfleger von Weilheim, widrigenfalls alsobald die Jurisdiction über unsere Güter in seinem Gericht einzuziehen. Ich, und andere antworteten, daß man hierüber noch die höchste Entschließung der Kammer abwarten wolle, wohin man die Sache gelangen lasse.

In was für einer Wohlfeile der Zeit alles Getraid war, kann sich niemand genug verwundern, um so mehr, als alles übrige, was sonst wohlfeil war, immer teuerer wurde.

Da es bekannt wurde, daß unsere Feinde, sowohl Franzosen, als Schweden, ihren neuen, und einzigen Anschlag auf Baiern machten, weil alle anderen Landschaften schon ziemlich ruiniert, und erschöpfet waren, worzu sie auf das künftige Frühjahr alle Macht aufboten, so rastete auch unser Churfürst nicht. Er ließ in Ungarn, und anderen Orten viele Pferde um teueres Geld aufkauffen, und bot auch in seinen Landen dieselben, jedoch gegen Bezahlung, auf. Heiligenberg mußte für sich 3, für das Schloß Fußberg 1, und für Utting 1, zusammen 5 Pferde mit Sattel, und Zeug auf den 23. künftigen Januarii zu Landsberg stellen.

1646

Beim Eingang des neuen Jahrs 1646 kostete von den besten Getraid-Sorten der Kern 4 fl., der Roggen 2 fl. 30 kr., die Gersten 4 fl. 20 kr., der Hafer 2 fl. 40 kr.

Die im verflossenen Dezember aufgebotenen Pferde wurden wiederum remontiert.

Den 24. April kam der churfürstliche Befehl, unseren hl. Schatz von München abzuholen, und auf die Auffahrtsfeier nacher Heiligenberg zu übersetzen. Den 27. ging ich mit den 3 hl. Hostien am Hals, und den 2 Trag-Kisten der hl. Reliquien von München zurück, ließ meinen Convent, und die Dorf-Gemeinde in der Kirche zu U. L. Frau im Dorf zusammen kommen, von wo aus wir mit größten Freuden, und tröstlicher Hoffnung in Prozession in die Kloster-Kirche einzogen.

Wir lebten bis auf den Monat Julii in ziemlich guter Hoffnung des Friedens. Zu Anfang des Julii aber erging wieder der strengste Befehl, alsobald 6 Pferde, 3 für das Fuhrwesen, und 3 für die Cavallerie zu stellen. Und das geschah nach dem Befehl. Es stund aber gar nicht lang an, so war schon wieder ein noch strengerer Befehl da, ohne Verweilung, und ohne alle Entschuldigung noch 2 Pferde zu schicken zur Straf meines Ungehorsams. Da ich mich aber keines Ungehorsams schuldig wußte, so schickte ich keines, mich überzeugend, daß solche irrige, und abscheuliche Befehle von höchster Stelle nicht sein können.

Den 2. August fangte unsere Ernte an, die aber gar nicht so, wie man hoffte, ausfiel.

Unterdessen hörten wir wieder verschiedenes von Krieg, von Frieden, und Mißgeschicke unserer Waffen[146].

Den 22. August wurden die Jäger, und geschriebenen Schützen, und den 23. auch die Land-Miliz aufgeruffen, und das schreckte uns nicht wenig[147].

Bald darauf erhielten wir auch den höchsten Befehl, unseren Schatz, und alle Paramente einzupacken, und zur stündlichen Flucht bereitet zu halten. Und dieser Befehl schlug uns fast zu Boden.

Was noch mehr war, so wurde durch ganz Baiern anbefohlen, alles Getraid, so bald, und so viel man könnte, auszudreschen, und in die befestigten Städte zu verführen, auf dass der Feind nicht fände, was er suchte.

Den 3. September war in aller Frühe ein Eilbot von München zugegegen mit dem höchsten Befehl, unseren Schatz alsobald nacher München zu bringen, welches noch am nämlichen Tage bis Fußberg, und den andern Tag frühe nacher München geschah. Obwohl aber die Unsern mit demselben schon frühe vor den Stadt-Toren waren, mußten sie doch die Nacht abwarten, bis sie eingelassen wurden, um den Münchnern keine neue Furcht zu machen, da ohnedieß schon alles in höchster Bestürzung war.

Ich machte indessen zu Hause mit den besseren Mobilien, mit Pferden, und Vieh Anstalt, und bereitete mich, und die Meinigen zur Flucht. Ich schickte auch Getraid, Vieh, und Futter nacher München, nebst anderen Notwendigkeiten zum Unterhalt derjenigen, die dort zu verbleiben gedachten, oder daß sie bei ihrer Zurückkehr wieder hätten, womit sie das Kloster versähen.

Den 5. September gingen die Landsberger bis auf die Ärmeren, die nichts zu verlieren hatten, in die Flucht, und erweckten in der ganzen umliegenden Gegend einen schrecklichen Tumult. Denn sie haben gehört, daß der Feind schon über die Donau gegangen, und geraden Wegs Augsburg zu marschiere, um von da in Baiern einzufallen. Das war aber bisher eine falsche Sage.

Unterdessen ergingen mehrere, und verschiedene Mandata, und Befehl. Jetzt wurden Pferde verlangt, und ich gab eines, und das Dorf eines. Ein andermal wurde unter schwerer Straf geboten, alle Mühlen unbrauchbar zu machen, und ihre Gänge abzutragen. Ein drittes wiederholet, und gebietet neuerdings, alles Getraid, und Vieh in die befestigten Orte, und Städte hinzubringen.

Unter der Zeit wurden wir doch immer mit der Hoffnung getröstet, daß unsere Armee mit Kaiserlichem Succurs dem Feind entgegen gehen, und vor unserem Verderben zurück halten werde. Aber welch eitle Hoffnung, und schwaches Vertrauen auf die Kaiserlichen, die selbst mehr, als die Feinde nach Baiern lüsterten! Der Ausgang wird es zeigen!

Da der Churfürst berichtet war, daß seine Armee von Baiern abgeschnitten, und der Feind auf Donauwörth anmarschiere, begab er sich mit seinem Hof nach Wasserburg in die Flucht[148]. Nun denke man sich das Leid von München, und Baiern!

Man sagt, daß die Churfürstin weinend den Reisewagen bestiegen habe, und in laute Klagen gegen ihren Bruder, den Erzherzog Wilhelm Leopold[149], dermaligen Generalissimus der kaiserlichen Armee, ausgebrochen seie, daß er es seie, aus dessen Sorglosigkeit, und Nachlässigkeit, oder besser zu sagen, aus dessen feindseligem Gemüte gegen Baiern, und ihren Churfürst es geschehe, daß Baiern nochmal den Feinden zu Teil werde, die er doch so leicht abwenden, und total hätte schlagen können. – – Ja, man erzählt nunmehr ganz sicher, daß er den Baierischen die Gelegenheit genommen, den Feind ganz sicher, und gewiß zu schlagen, und nachher dem Feind selbst wieder Luft gemacht habe, aus seiner Lage, wo er ganz eingeschlossen war, zu entkommen, und Baiern zu bedrohen, ja den Baierischen selbst den Weg abzuschneiden, daß sie nicht anders, als mit höchster Mühe, und in äußerster Not, und nicht ehender, als der Feind selbst, Baiern wieder haben erreichen können. Wem scheint es also nicht, daß dieser Erzherzog [es] mehr dem Feinde, als seinen Alliierten gehalten habe, um Gelegenheit zu bekommen, auch seine Armee in Baiern einzuführen, und selbes den Seinigen preis zu geben[150].

Da der Churfürst die Stadt verlassen hat, so ist ihm der größte Teil der Einwohner, besonders die Adeligen, und die Vermöglicheren gefolget, die Haus, und Stadt den Bauern, und [dem] Pöbel, der sich vom Lande hingeflüchtet hat, überlassen haben, welche mit Wägen, und ihrem geflüchteten Plunder die Stadt so angefüllet haben, daß man kaum einen Durchgang mehr fand.

Und so wurden auch Dörfer, und die kleineren Städte fast ganz verlassen, und alles flüchtete sich in das Elend, meistenteils unbewußt, wohin. O! welch ein allgemeiner Jammer!

Da ich den 12. September ganz sicher vernommen, daß die Schweden Donauwörth, und den Schellenberg besetzet, und die Brücke, die die Baierischen abgetragen, über die Donau hergestellt haben, so entschloß auch ich mich zur Flucht, welche ich den Meinigen auf den andern Tag angekündet, und ihnen die ihrige freigelassen habe.

Der P. Kellerer (Franz)[151] und ein Laienbruder (Johannes)[152] samt dem Richter, und dem Schwaiger blieben beim Kloster, so lang es immer möglich sein werde.

Ich nahm meinen Weg nacher Weilheim, und Polling, und sah unterwegs Dinge, die kaum auszuhalten waren. Ich sah Kinder, davon jedes mit seinem Päckchen daher weinte, Mütter, die mehrere Kinder, 2 auf dem Rücken, und eines auf den Armen daherschleppten, Männer, die ihre Karren mit Kleidern, Nahrungs-Mitteln, Kranken, und Kindern beladen, mühsam hinzogen, oder ein, oder mehrere Stücke Vieh vor ihnen hertrieben, und dieß waren meistens meine lieben Untertanen, und sonst geschätzte Nachbarn. Wenn ich fragte, wohin sie ziehen wollen (und ich fragte nur einmal, die andere Frage unterdrückte der Schmerz), so war die Antwort: Wo Gott, und unser Schutzengel uns hinführt, ich weiß es noch nicht. Und so mag es wohl auf allen Straßen ausgesehen haben. Und vielleicht noch erbärmnis-würdiger auf den Wegen nacher München, wo sich so viel Landvolk zusammen häufte, daß es die Stadt nicht mehr faßte. Die einigen wurden mit Schlägen von den Toren getrieben, und die andern, was noch schändlicher war, mußten ihren Eintritt mit Geld erkaufen. Viele Familien mußten bei sehr kaltem Wind, und Regen, unter freiem Himmel mit ihren Kindern auf ihren Wägen, und Karren zubringen, wobei viele Kleine halb, und ganz erstarrten, und andere gar vom Viehe, und Pferden zertreten wurden. Das Geplärr des Rind-Viehes, das Wiehern der Pferde, das Weinen der Kinder, das Heulen der Mütter machten ein fürchterliches Spektakel.

Auf meiner weiteren Reise von Polling nacher Benediktbeuern, Tölz, Gmund, und Tegernsee traf ich alle Ortschaften voll von flüchtigen

Elenden an, die sich den Bergen, und Alpen näherten, wo sie jedoch nichts als Schnee, und Winter vor sich sahen.

Nachdem sich auch Rain nach einer 8tägigen Belagerung geschwinder, als man vermutet hatte, dem Feinde ergeben[153], ließ unser Churfürst die Stadt Augsburg auf eine feindliche Belagerung versehen, die man leicht vorsehen konnte.

Unter der Zeit fielen einige Freibeuter, oder feindliche Räuber in Landsberg ein, welches von den Bürgern ganz verlassen war, bestreiften die umliegende Gegend, und brachten über 700 Pferde, nebst vielem Vieh in Landsberg zusammen.

Von Weilheim verlangten sie 300 Dukaten, und 100 Pferde zur Brandschatzung, nahmen aber endlich 300 fl., und 4 Pferde an, und ließen dafür eine Salva Guardia zurück.

Diesen feindlichen Freibeutern wurden endlich einige Baierische, und Kaiserliche entgegen geschickt, die viele Gefangene von denselben zu München einbrachten. Dabei geschah aber, daß man die Feinde, und Freunde, die Französisch-Schwedischen Freibeuter, und die Kaiserlichen Emissarios nicht mehr unterscheiden konnte, weil die Kaiserlichen noch ärger, als die Schweden verfuhren.

Den 25. September fangten die Feinde an Augsburg zu belagern. So feindselig sie die Stadt mit allen ihren Stücken begrüßten, so unerschrokken, und standhaft wurde ihnen aus der Stadt geantwortet.

Den 29. dieß kamen ungefähr 60 Mann geritten zu Heiligenberg an, und versprengten auf ihr bloßes Ansehen, unbewußt, wer sie waren, die Unseren des Klosters in die Flucht in das [Kien-]Tal. Da sie bei dem oberen Wirt zustellten, und sich zu erkennen gaben, begehrten sie von dem Kloster nichts, als etwas zu essen, und taten keinen andern Schaden, als daß sie dem Wirt etwas Hafer ausdroschen, und das ganze Maierhaus aussuchten, aber nichts als Butter, und Brot, und einige Hennen mitnahmen. Abends um 9 Uhr gingen sie wiederum ab gegen die Schweden am Lech. Am 4. Tage kamen wieder einige von diesen mit 14 gefangenen Schweden zurück nacher München.

Den 8. Oktober erschienen mehrmal einige Reiter von Johann de Werth mit 20 gefangenen Schweden, und 40 ihrer Pferde. Der Offizier wurde in das Wirtshaus aufgenommen, und vom Kloster aus mit dem Notwendigen versehen. Die Mannschaft blieb im Dorf bis abends um 3 Uhr, nicht ohne allen Schaden, wie leicht einzubilden.

Den 9. dieß [Oktober] rückte eine ganze Escadron kaiserlicher Reiter mit mehreren schwedischen Gefangenen, und 80 derselben Pferde in das Dorf ein, um zu übernachten. Sie brachen alle Häuser mit Gewalt auf, und plünderten auf die feindlichste Art. Sie droschen Hafer, was sie konnten, schlachteten Schafe, die sie von der Weide holten, nach Belieben, und nahmen alles Geflügel, das noch übrig war, mit sich. Obwohl sie dem Kloster keinen andern Schaden zufügten, forderten sie doch nicht wenig Bier, Brot, und gekochte Speisen. Also machten sie auch bei uns wahr, was man allgemein sagte, daß die Kaiserlichen bei diesem Einfall um vieles ärger waren, als die Schweden selbst. Da sie dann den andern Tag um 10 Uhr abmarschieren wollten, kam ein anderer Schwarm, an der Zahl ihnen fast gleich, in das Dorf geritten. Sie vermuteten, daß es Feinde wären, die ihnen um die Gefangenen nachjagten, und stellten sich zur Gegenwehr, um sich mit ihnen zu messen. Allein sie vernahmen bald, daß es die von Werth wären, die ebenfalls 40 gefangene Schweden mit sich brachten. Daher salutierten sie dieselben, und nahmen dann ihren Weg nacher Seefeld. Die von Werth aber, da sie alle Häuser schändlich ruiniert, und ausgeraubet fanden, gingen zu Erling durch, und nahmen ihr Quartier in Frieding.

Da wir vergangener, und gegenwärtiger Tage immer den fürchterlichsten Donner der Kanonen von Augsburg her gehört, und viele die schrecklichsten Feuersbrünste gesehen haben, wobei Friedberg fast ganz, und andere um Augsburg liegende Orte, sowohl bairischer, als schwäbischerseits zum Teil ganz, und teils großen Teils von den Feinden abgebrannt worden, kam endlich die bairische Armee nach weiten, und elenden Märschen in der Gegend um Augsburg an, machte alsobald den Angriff auf die Belagerer, und zwangen dieselben den 13. Oktober die Flucht in Schwaben zu nehmen, nachdem sie 2000 der Ihrigen auf dem Platz gelassen[154].

Man sagt, die Bairischen hätten von dem Generalissimo Erzherzog die Erlaubnis begehret, den Feind zu verfolgen, und gänzlich zu schlagen, und aufzureiben, wie es nach ihrer Meinung nicht fehlen konnte. Allein das wurde abgeschlagen. Und das empfanden sie sehr entrüstend, daß ihnen (und nicht das erste mal) die Gelegenheit genommen worden, sich mit dem Feinde ohne Zweifel glücklich zu schlagen, und nicht nur Baiern, sondern das ganze Reich von demselben zu befreien[155].

Seither die Kaiserlichen in Baiern eingerücket, und hauptsächlich den Distrikt zwischen der Isar, und dem Lech besetzet haben, so wünschte jedermann die noch besseren Schweden. Wer sich nicht schon vorhin weit hinweg geflüchtet hat, der mußte sich jetzt in Wäldern, und finsteren Abwegen verbergen. Weder in den Häusern, noch auf den Wegen entging jemand ihrer Barbarei, und ihrem Mutwillen. Sie raubten, plünderten, und marterten ohne zu denken, daß sie Menschen sind, und mit

Menschen umgehen. Ohne Unterschied des Alters, und des Geschlechtes banden sie die Menschen, entblößeten sie ganz, und schändeten die einen zu Tode, und die andern jagten sie bei sehr kalter Herbstzeit ganz nackend von sich. Solche Bestien machet der anhaltende Krieg aus den Menschen!

Den 17. [Oktober] kamen mehrmal 50 kaiserliche Reiter von Weilheim daher, wo sie die schwedische Salva Guardia aufgehoben haben, und begehrten mit gewöhnlichem Ungestüm Quartier. Da man ihnen aber die Armut, und Unvermögenheit vor Augen stellte, paktierten sie um 12 Taler, und da sie auch diese nicht erhielten, gingen sie mit schröcklichen Drohungen ab.

Es stund aber nicht lange an, so fielen wieder einige in unser Maierhaus ein, und nahmen 27 Pferde weg, die die Erlinger, und andre Benachbarte in die Flucht hieher gebracht haben, und würden andern Tags noch mehr genommen haben, wenn nicht die Salva Guardia, die die Unsern von München begehret haben, bei Zeiten angekommen wäre.

Bei dieser Gestalt der Sachen konnte es also nicht anders sein, als daß in kurzer Zeit die größte Armut, und Abgang aller Sachen unter Menschen, und Vieh entstanden seie. Daher geschah, daß unsere Salva Guardia mit Beihilfe der Bauern, die eben unter ihrem Schutz zugegen waren, diesen Räubern manches Stück Vieh abgenommen, und unter sich, und die Armen geschlachtet haben.

Den 25. Oktober endlich gingen beide Armeen, die kaiserliche und bairische über den Lech, und folgten dem Feinde in Schwaben.

Es vergingen aber nicht 8 Tage, so gingen die Schweden bei Kaufering wieder über den Lech herüber, weiß nicht, aus was für Schuld, oder Übersehenheit, schnitten den Unseren den Rückweg ab, und tyrannisierten alle Gegend vom Lech bis München grausam durch.

Gleich anfänglich empfanden ihre ganze Wut das Kloster, und der Markt Dießen, wo sie marterten, und quälten, plünderten, und raubten, so, daß es nach der Hand, sowohl im Kloster, als im Markte auch an notwendigem Lebens-Unterhalt fehlte. Pferde, und Vieh war alles und gesamt hin. Auch Weiber, und Kinder entgingen ihrer Marter so, wie ihrem Mutwillen nicht.

Den 4. November erfrechten sich ungefähr 400 berittene Schweden, sich bis an die Stadtmauern von München zu wagen, wo sie auf und ab ritten, und den Eingang; suchten, den sie auch bald gar gefunden hätten; denn ihre Rückkehr könnte niemand mehr verdächtig sein; und so könnte es ihnen leicht belieben, der Baiern zu spotten.

Die folgende Nacht überfielen 200 der Feinde das Schloß Starnberg, und nahmen dasselbe, nachdem sie einen von der Salva Guardia umgebracht, in Besitz, und hauseten nach ihrem Gebrauch sehr übel darin. Als solches der Oberst Gaspar, der am 5. frühe in Erling durchmarschierte, erfahren, ging er spornstreichs auf Starnberg zu, um einen guten Fang zu machen, allein er erhielt Ordre, augenblicklich nacher München zu kommen, und so mußte er den Feinden den freien Abzug überlassen.

Den 8. November marschierten 4000 Schweden, oder Franzosen auf Weilheim los, und forderten die Stadt zur Übergabe auf, welches ihnen aber mit Verachtung abgeschlagen wurde. Der Feind setzte sich in der Vorstadt, machte Anstalt zur Belagerung, und beschoß den andern ganzen Tag die Stadt mit Stücken, und Musketen (welches zu bewundern). Allein die Besatzung von Soldaten, Bürgern, und Bauern antwortete mit Mut, und Standhaftigkeit, gar nicht faul, so daß sich der Feind selbst verwunderte, daß solch ein Ort ihnen so viel zu schaffen geben könne. Der feindlich Commandierende ließ der Stadt nochmal Warnung, und die letzte, und äußerste Drohung machen auf den Fall, daß, wenn sie gezwungen werden sollten, die Stadt mit Gewalt, und Sturm zu erobern. Das schreckte aber alles die Belagerten noch nicht, und sie blieben fest auf ihrem Mut, und auf ihren Mauern. Spät abends überstiegen die Feinde auf Leitern die Stadtmauern, versprengten die dort ausgestellten Musketiers, überfielen die Stadt, und massakrierten alles, was ihnen am Wege kam, bis die Commandierenden in die Stadt kamen. Diese erlaubten jeden, den sie in Waffen antrafen, zu morden, und die Stadt auf einige Stunden zu plündern. Die Weiber, und Kinder mußten auf ihren Befehl in das Pfarr-Gotteshaus, und in noch ein, und das andre Privathaus zusammen gebracht, und an Ehre, und Leben unverletzt erhalten werden. Selbst ein Prädikant bewachte die in der Pfarrkirche Versammelten die Nacht hindurch, und machte gleichsam ihre Salva Guardia. In diesem Sturme sind ungefähr 30 Bürger, und Bauern geblieben. Während der Belagerung aber sollen 200 der Feinde tot geblieben sein.

Da die Schweden gleich den andern Tag wieder abmarschierten, so begehrten sie als Contribution 5000 fl., wenn sie nicht lieber wollten, daß ihre Stadt mit Feuer, und Schwert ganz verheeret werde, und zur Versicherung nahmen sie 7 Bürger als Geiseln mit. Diese Summa wurde ganz bald nacher erleget. Und dagegen wurde Weilheim für das Künftige von aller Sorg, und Gefahr freigesprochen.

Während dem, daß die Schweden ihr Haupt-Quartier, oder Lager viele Tage jenseits des Ammersees hatten, aus welchem man zu Heiligenberg alle Nächte die vielen, und großen Wachtfeuer gesehen, waren bei uns nichts, als Durchzüge, und Quartier, unwissend, ob sie Freunde, oder Feinde wären.

Besonders marschierten den 7. November ungefähr 150 auf dem Münchner Weg her auf das Kloster zu, und nahmen auch in demselben ohne Complimente Quartier. Der Frater Johannes machte sich mit ihnen ganz bekannt, und gab ihnen an Kost, und Bier, was seine Armut vermochte, und sie waren zufrieden. Sie blieben mehrere Tage. Beim Tage streiften sie, bald mehrere, bald wenigere, oder auch alle auf die Feinde aus, wie sie sagten, kamen aber zu Nacht fleißig wieder. Endlich beim Abmarsche waren sie höflicher, als bei der Ankunft, und verehrten dem Fr. Johannes ein Pferd zur Erkenntlichkeit.

Darnach gingen die einen ab, und die andern kamen wieder, und so ging es fast 2 Monate lang. Wer sagen wollte, daß einmal einige ohne allen Schaden abgegangen, der müßte keine Soldaten kennen.

Den 9. Dezember wollten 10 kaiserliche Reiter bei einem Bauern im Dorf das Vieh wegtreiben. Hierüber entstund ein Lärmen, die Bauern widersetzten mit Gewalt sich, ruften auch unsere Salva Guardia zu Hilfe. Diese eilete zu Hilfe. Als aber einer von unsern 3 erschossen wurde, sprengten die Kaiserlichen ohne Beute, und anderem Schaden davon.

Das meiste bei diesem Einfall der Schweden haben doch immer die Lechrainer gelitten, die nebst andern Qualen, Plünderungen, und Tyranneien sehr viele Häuser, halbe, und ganze Dörfer im feindlichen Feuer verloren haben. Diesseits der Ammer, wo sich Bairische, und Kaiserliche sehen ließen, war es viel sicherer, das weggerechnet, was die Freunde getan haben. Das Kloster hat zwar an Gebäuden, und Mobilien, auch an Pferden keinen Schaden gelitten. Es hat aber nebst Proviant, Bier, und Futterage, das alles gewiß nicht wenig war, an Rind- und anderem größeren, und kleinerem Viehe über die 60 Stücke teils zu Fußberg, teils zu Kerschlach verloren, dasjenige mit eingerechnet, welches man aus Abgang des Futters um einen Spott-Wert verkaufen hat müssen.

Den Erlingern wurde viel Hafer, und Getraid ausgedroschen, doch blieb ihnen noch für den Winter zu essen, und für das Frühjahr zum Samen übrig. Über dieß haben sie nebst einigem Hausrat beiläufig 10 Pferde, 100 Schafe, etliche Schweine, und alle Gänse und Hennen verloren, und doch, was in Betracht anderer Orte zu verwundern, kein einziges Stück Vieh. Also beschließen wir dieses kriegerische, und stürmische Jahr nunmehr in Frieden, nachdem die Schweden in Schwaben bis an den Bodensee, die Kaiserlieben aber in ihre Winterquartiere abgegangen, und die Baierischen weit herum verleget worden sind.

1647

Den 24. Januar 1647 kam ich aus meinem Exilio, wahrhaft gutem Hospitio zu Tegernsee mit meiner, und der Meinigen größten Freude zu Hause auf dem hl. Berge an, und fand alles in besserem Stande, als ich hätte mutmaßen können, welches wir vorzüglich unserem Fr. Johannes Schöffmann, der das Kloster niemal verlassen, und der mit den Soldaten sehr wohl umzugehen gewußt, zu verdanken haben.

Da wir also wieder einen großen Sturm überlebt, und in Armut, doch in Ruhe beisammen lebten, wurde uns wieder ein Landesherrlicher Befehl eingeliefert, der uns alle zugleich zu Boden schlug. Diesem zufolge mußte jede Herrschaft vom Prälaten-, und Ritterstand so viel 18 kr. wochentlich (und dieß durch 8 Wochen) geben, als viele Gulden selbe für eine ganz ordinari Steuer abzureichen hatte. Folglich, da eine ordinari Steuer für Heiligenberg, und Paring 440 fl. beträgt, so warf dieses wochentlich 132 fl. und in 8 Wochen 1056 fl. ab, welches alle unsere diesjährigen Einkünfte überstieg, um so mehr, als weder vom Hof, noch von der Landschaft die fälligen Zinsen fielen. Wer unsere bisherigen Zeiten kennet, oder dieselben nach der Hand lesen wird, der urteile, ob solches eine Möglichkeit seie. Der Befehl enthielt aber selbst die Beschränkung für die churfürstlichen Beamten, daß sie mit den minder oder mehr beschädigten Klöstern mit Discretion umgehen, und sich mit der Hälfte, dem 3., oder 4. Teil begnügen sollen. Ich schickte 50 fl. nacher Weilheim, und erwarte das Weitere.

Den 20. März übersetzten unversehens 300 schwedische Reiter den Lech bei Kaufering, und nahmen den Augsburger Kaufleuten, die nacher Landsberg auf den Markt reiseten, und auch einigen Bauern ihre Pferde weg, und gingen wieder zurück. Der Schrecken verbreitete sich aber allgemein, und der Herr Prälat von Dießen kam um Mitternacht zu uns auf der Flucht. Da er erst vor 3 Tagen von uns abgereiset, und bei unserem hl. Vater-Feste[156] als Gast nicht erhalten werden konnte, so mußte er jetzt als Exulant uns dasselbe feiern helfen.

Eben am Feste des hl. Vaters [Benedikt] erhielt ich das angenehmste Schreiben, daß am 28. März unser Schatz in den 6 Kisten von Burghausen nacher München überbracht, und den P. P. Reformaten[157] in Verwahr werde gegeben werden, welches auch geschehen. Die hl. Reliquien in den Trag-Kästchen, und die hl. 3 Hostien, die ein P. Jesuit am Hals trug, kamen erst am 4. April von Wasserburg, wo der Churfürst dieselben in seiner Kapelle in Verwahrung, und Verehrung hatte, in München an, welches am Sonntage Laetare dem Volk mit unaussprechlicher Freude öffentlich verkündet wurde.

Vor Ostern wurde zu Ulm Waffenstillstand gemacht zwischen unserm Churfürsten in Baiern, und den Franzosen, und Schweden[158], kraft dessen bis zur höchsten Bestätigung, und bis zum allgemeinen Frieden, der nächstens zu Münster geschlossen werden soll, kein Teil dem andern mindestes Leid tun soll; daß dem Churfürst in Baiern Donauwörth, Rain, Wemding, und alle seine Städte zurückgegeben, Er hingegen die Reichsstädte Heilbronn, Überlingen, und Memmingen den Franzosen, und Schweden übergeben solle, daß er seine Armee von den Kaiserlichen zurückziehen soll. Jedermann erstaunte über diesen Waffenstillstand, und niemand mehr, als Kaiser, und Reich. Baiern überließ die Sache den höheren Einsichten, der Weisheit, und Vorsicht seines Fürsten. Wenigst wurde Baiern hierdurch dieses Jahr von dem ungezweifelten Überfall, und der schwedischen Verheerung gesichert, was immer das Reich, dessen größte Hoffnung, und Stütze unser Churfürst war, dagegen denken möchte.

Am Vorabend der Palmen ließ ich auf erhaltenem Briefe unseren Schatz von München zurück bringen. Die Kisten mit den Gefäßen wurden im Kloster, die Reliquien aber mit den 3 heiligen Hostien in der Mutter-Gottes-Kirche im Dorf abgelegt, und andern Tags, als am Palm-Sonntag abends mit all möglicher Solennität in die hl. Kapelle übersetzet, mit welcher Freude, und zuversichtlichen Hoffnung des Friedens, ist leicht einzubilden.

Die Auffahrt-Feier war ziemlich frequent. Unter anderen Wallfahrtern war auch ein ehrbarer, und glaubwürdiger Mann von Weißenhorn hier, der uns erzählte, daß er einen schwedischen Soldaten im Quartier gehabt, der ihm gesagt, daß er anno 32 in einem Kloster gewesen, wo seine Kriegskameraden ein Mutter-Gottes-Bild von dem Altar herunter stoßen wollten, welches sie aber mit keiner Gewalt vermögt haben, also daß das Bild immer unbeweglich stund, und sie beschämt, und einander verlachend von ihrem Vorhaben abstehen mußten. Und was das Bedenklichste ist, daß der, so hierzu geraten, und dabei das Meiste getan hat, gleich darauf unweit dem hl. Berg einen abscheulichen Tod genommen habe. Ja, daß sie auch im nämlichen Kloster an 13 Orten Feuer angeleget haben, ohne daß sie selbes zu Flammen bringen konnten. Und das, sagte er, habe ihm Gelegenheit gegeben, katholisch zu werden, und solches auch zu verbleiben.

Zu Anfang des Junii fielen Regenwetter ein, und halteten mit großen Güssen bis zu Ende des Augusts an, wobei nicht nur Heu, und Getraide, sondern auch Häuser, und Dörfer durch Überschwemmung großen Schaden gelitten. Bei uns riß der obere Weiher ab, setzte mehrere Häuser in Erling in Wasser, und goß samt dem Wasser alle Fische in [den] See aus. Den Schaden wollen einige auf 400 fl. schätzen.

Den 1. Julii kam der Befehl über den Fleisch-Pfenning wieder zum Vorschein, wobei die churfürstlichen Beamten den Auftrag hatten, auch die Mobilar-Güter der Klöster anzupacken, im Fall dieselben nicht freiwillig bezahlen wollten, wie wirklich einem Prälaten ein Fuder Getraid aufgefangen, und weggenommen worden. Ich will aber doch noch das Weitere abwarten.

Über den Ulmer Waffenstillstand waren viel hohe bairische Generale so sehr unzufrieden, daß sie nicht weniger im Schilde führten, als Baiern zu verlassen, und zum Kaiser überzugehen, und auch ihre Regimenter mitzunehmen, Unter diesen waren der Oberstwachtmeister Sporck, Oberst Spaur, Oberstleutnant Graf von Salm, und Gabor, Oberst Creuz, und der rechtschaffene Johann von Werth, der Liebling, und die Hoffnung unseres Maximilians[159]. Der Oberst Creuz zog seine Truppen von Murnau, und Weilheim, wo dieselben im Winter-Quartier gelegen, den Lech, und [die] Donau hinunter, plünderte Aichach, Schrobenhausen, Geisenfeld, und alle Dörfer hinab, um sich, und seine Leute zu Regensburg dem Kaiser zu übergeben. Da aber seine Dragoner den Meineid vermerkten, wichen sie von ihm, denen auch die übrigen folgten. Er aber kam mit Beihilfe des Kommandanten von Regensburg mit seinem Raub durch. Der Johann von Werth ging zu Vilshofen mit dem Sporck, Spaur, Salm, Gabor, und den besten 4 Regimentern zu Pferd über die Donau, um damit in Böhmen zu den Kaiserlichen zu stoßen. Allein nach bemerktem bösen Vorhaben, und ihrer Treue eingedenk, kehrten die braven Truppen um, verließen ihren General und seine Adhärenten, plünderten selbst noch seine Bagage, und nahmen den Spaur, den von Salm, und mehrere untreue Offiziere zu Gefangenen, so daß nebst dem von Werth, Sporck, und Creuz, und ihrer Bedienung wenige durchgekommen. Man hat auch Nachricht, daß der ehrliche, und sonst so ruhmwürdige Johann von Werth, nachdem er sich von den Seinigen verlassen, und geplündert gesehen, die Hände zusammen geschlagen, und zu weinen angefangen habe[160]. Der Kaiser war mit diesem Übergang der baierischen Generale nicht zufrieden, sondern er ließ zu Regensburg öffentlich verrufen, daß alle jene Truppen, die bisher unter bairischem Commando gedienet haben, alsobald zur kaiserlichen Partei übergehen, und unter kaiserlichen Fahnen schwören sollen[161]. Hu, sie waren doch von Baiern angeworben, und von Baiern besoldet!

Nachdem wir den Sommer in guter Ruhe zugebracht, so daß wir weder von einem Feinde, noch von einer landesherrlichen Contribution belästigt wurden, so entstund zu Anfang des Septembers wieder ein schreckendes Geschrei von neuem Kriege. Wirklich bereitete sich der Churfürst mehr als einmal zum Kriege, ohne daß wir noch wußten, wider was für einen Feind, bis um Mitte des Septembers ein öffentliches Manifest verrufen wurde, daß der Waffenstillstand mit den Schweden aus gerechten Ursachen gebrochen seie[162]. Daher wurden wieder Fuhren, und Pferde aufgeboten, deren ich 2 liefern mußte, die ich aber nach der Hand von München wieder zurück erhielt. Bald darauf wurden aus dem Weilheimer Gerichte viele Leute nacher Landsberg beschrieben, um die Stadt zu fortifizieren.

Den 20. September wurde die bairische Armee, die den ganzen Sommer zerstreut im Quartier lag, mobil gemacht. Ein, und der größere Teil marschierte in Böhmen zu den Kaiserlichen, nachdem wieder gute Einverständnisse getroffen worden[163], und der andere Teil nacher Memmingen zur Belagerung, mit was für Nutzen, oder Schaden aller Orten, wo sie durch marschierten, kann sich einer leicht vorstellen, der die Soldaten kennt, besonders, wenn sie so viele Jahre unter den Waffen verwildert sind.

Auf die Soldaten, von denen wir jetzt frei waren, folgten wiederum die Wölfe, und Mäuse in großer Menge, die unseren Plagen kein Ende sein lassen. Die jährliche Stift, und Gilt war heuer etwas mehr als vor einem Jahre, jedoch blieben wir vorzüglich bei den Untertanen am Lech[164] um 800 fl. zurück, nebst dem, daß die Hofkammer schon längere Jahre nicht mehr bezahlte.

Den 23. November ging Memmingen nach einer 2monatlichen sehr schweren Belagerung, wobei die Unsrigen sehr viele Leute verloren, die Belagerten die äußerste Not gelitten, und die Stadt viel verwüstet worden, an die Unsern über. Wir hörten die 2 Monate durch hier zu Heiligenberg vielfältig den Donner der Kanonen, der auch manchmal die Fenster erschütterte[165].

Nebst dieser guten Zeitung hörten wir noch eine bessere, daß nämlich zwischen dem Kaiser, und dem König in Frankreich Friede geschlossen seie, welches uns daher wahrscheinlich wurde, weil die Franzosen den Schweden nimmermehr zu Hilfe kommten, wenn sie von den Unsern öfters hart gedränget wurden[166].

1648

Allein mit dem Jahre änderten sich auch die Gedanken der Franzosen ab. Bei allen Friedens- und Neujahrs-Wünschen des 48. war wiederum das Losungswort: Krieg. Die Franzosen haben den Ulmer Waffenstillstand zurück genommen[167], und mit Schweden neuerdings den Untergang des Hauses Baiern, und Österreich geschworen. So lauteten aufgefangene Briefe.

Was uns dieses um so mehr glauben machte, waren die vielfältigen höchsten Befehle, und Verordnungen, die fast alle Tage einliefen. Erstens wurden wieder Pferde gegen Bezahlung aufgeboten. Ich schickte eines nach Weilheim, und erhielt selbes über München wieder zurück. 2. mußte ich von Utting aus 4 angeschirrte Pferde nacher Memmingen abschicken, um die erbeuteten Stücke, und anderes herein zu holen. 3. wurde befohlen, den Rückstand der neulich unerschwinglichen Contribution zu erlegen, 4. den oft genannten Fleisch-Pfenning zu bezahlen, 5. 2 Pferde nacher Landsberg zu schicken, um die Memminger Stücke von da nacher München zu überführen. 6. wurden mehrmal Pferde in großer Anzahl durch das ganze Land, sowohl zur Cavallerie, als zum Fuhrwesen anbefohlen, samt junger Mannschaft hierzu, so viel man bekommen könnte. 7. wurden auch wieder öffentliche Gebete, und Andachten anbefohlen. 8. mußte alles Getraid, was man nicht täglich brauchte, in die Städte, und befestigten Plätze überführet werden, wobei aber von den Städten nichts anderes von Mobilien, und Strohlichem angenommen wurde. Lauter Sachen, die uns nicht weniger, als Flucht, Elend, und Untergang vorhersagten. 9. wurde von der Landschaft eine ganze ordinari Klostersteuer, und eine halbe Rittersteuer unter schwerster Execution ausgeschrieben.

Indessen erging aber der höchste Befehl an alle churfürstlichen Beamten, weder von der Regular- noch Saecular-Geistlichkeit künftig einen Fleisch- oder Trank-Aufschlag zu begehren. Ob sich der Gnädigste Herr aus eigenem Gewissensdrang, oder aus Anlaß eines Monitorii von Rom hierzu entschlossen, das blieb unbekannt.

Da ich bei dieser Beschaffenheit der Sachen auch für unsern Schatz besorgt sein mußte, und bisher von den churfürstlichen Offizialen immer über den Last, und Unbequemlichkeit unserer alten Kisten geklagt worden, so ließ ich neue, und kommodere verfertigen. Kaum waren sie fertig, so war am 24. Februar schon ein churfürstliches Schreiben da, den Schatz einzupacken, und den 26. ein anderes, die Sache möglichst zu beschleunigen, am 27. aber das dritte, mit der Verführung des Schatzes einzuhalten, und weitere Verordnung abzuwarten, welches uns wieder ein kühleres Pflaster auf die Wunde legte.

Zu Anfang des März, weil sehr schönes Wetter war, wurde aller Orten Hafer gebauet, aus Vorsorge, daß es nacher nimmer geschehen könne, weil Zeit, und Samen leicht verschwinden möchten.

Den 23. März schickte ich unsern Schatz nacher München, und begleitete denselben selbst mit den 3 hl. Hostien am Hals, und legte ihn bei den P. P. Franziskanern, wie allezeit vorhin, ab.

Eben um diese Zeit ging unsere Armee zu Donauwörth über die Donau herüber, und lagerte sich zwischen der Donau, und dem Lech gegen den Feind, der nicht weit davon stund. Und dieser Übergang war der Ruin des ganzen baierischen Distrikts zwischen dem Lech, und der Isar[168]. Am 25. März hörten wir schon, daß das Kloster Indersdorf, die meisten Schlösser, und Dörfer derselben Gegend geplündert, und barbarisch behandelt worden. Ich fürchtete mir von München nacher Haus zu gehen, und entschloß mich jedoch hierzu. Aber bald hörte ich, daß die Freibeuter, oder Räuber-Horden Herrsching, Frieding, und andre Orte unserer Nachbarschaft durchstreift, geplündert, und viele Pferde weggeführt haben. Auf dem Weg begegnete mir nichts als Elend, arme Familien, die ihre kleinen Herden mit größter Mühe vor sich hertrieben, ihre Kinder, und wenige Habschaften auf Wägen, und Karren daherschleppten, und ihr Heil in der unsichern Flucht suchten. Zu Hause fand ich Heulen, und Weinen von hundert Geflüchteten, die mit ihrer Armut beladen, mit Kindern umhängt um Hilfe im Himmel ruften, die sie auf Erden nicht zu suchen wußten. – – Und das geschah von unseren eigenen Leuten, die wir darum teuer besolden mußten! Nach 3 Tagen gab ich jedem von meinen Herrn Conventualen eine Wegzehrung, und wir bereiteten uns zur Flucht. Des andern Tags, am Sonntag Passionis ließ mir der Herr Verwalter von Seefeld wissen, daß er auf Befehl seiner Herrschaft unter Bedeckung einer Salva Guardia Pferde nacher München zu überschicken habe, und ob ich diese Gelegenheit nacher München zu kommen, nicht nutzen wolle! Ich nahm das Offert mit vielem Danke an, und ging mit 5 meiner Herren, die eben nicht gar gut zu Fuße waren, mit 2 Kutschen, und 2 beladenen Wägen nacher Seefeld, und von da nacher München, glücklich, bis wir Sendling, und selbst München im Gesicht hatten. Siehe! Auf einmal sprengten 10 Freibeuter aus dem Wald hervor, und griffen unsere letzten Wägen an, versprengten die Fuhrknechte, und schnitten die Pferde los, bis sich die Unseren zur Gegenwehr stellten; denn wir hatten nebst Weibern, und Kindern noch viele Leute von Heiligenberg, und Seefeld bei uns, deren die meisten nebst der Salva Guardia mit Gewehren versehen waren. Diese gaben auf die Räuber Feuer, und verwundeten 2, die sich kümmerlich vor dem Fall vom Pferde erhielten. Nach der Hand hörten wir, daß 2 oder 3 in dem Wald tot gefunden worden. Wir verloren doch dabei 8 Pferde, die die Räuber mitgenommen, und andern Tags war schon die ganze Stadt voll Geschrei von unserer Bataille, und unserm Sieg, wobei wir uns wieder von unsern Schrecken erholten.

Endlich, nachdem die ganze umliegende Gegend von den Unsern bis an die Alpen durchstreift, geplündert, und mehr, als feindlich behandelt worden, ging unsere Armee zu Regensburg wieder über die Donau zurück, und alsobald faßte jedermann, der sich geflüchtet hatte, wieder Mut zu Hause zu kehren. Selbst der Churfürst ließ öffentlich verruffen, daß die Bauernschaft anheim kehren, und ihre Felder ohne alle künftige Furcht besorgen möchten. Und das geschah mit größter Freude. Allein, wenn schon alle Übel in der Welt ihr Ende genommen, scheint doch das dermalige keines zu haben! Die einigen wurden bei ihrer Rückkehr zu Hause, und die anderen noch auf dem Wege alles des Ihrigen beraubt, und geplündert, und kehrten noch ärmer, als zuvor in ihr Elend zurück. Ich selbst war der erste, der auf den ersten Ruf der Sicherheit nacher Hause in mein Kloster eilte, mußte aber gleich andern Tages wieder eben so geschwind nacher München in Sicherheit zurück eilen, weil die Flüchtigen, die wieder hauffenweis ankamen, schreckliche Dinge erzählten. Allein diese meine Flucht, und Zurückkunft in die Stadt nahm man mir zu München zur hohen Ungnad, und ich mußte vor dem Stadt-Kommandanten auf Befehl des Churfürsten, wie er wenigst vorgab, ein scharfes Examen aushalten, warum ich mit so unnötiger zwoten Flucht die Stadt in so übermäßigen neuen Schrecken gesetzet habe? Ich sagte, was ich gesehen, und was wahr war, übrigens berufte ich mich auf den Augenschein, und Einholung der Erfahrnis, wenn man nur ein wenig aus der Stadt zu gehen belieben möge. – So wenig wußte, und glaubte man in der Stadt, was auf dem Lande geschah.

Nun geschieht von unserer Armee in Schwaben, was bisher in Baiern geschah während der Zeit die Freibeuter, und Räuber öfters den Lech übersetzten, und die armen Überbleibseln abholten, wobei doch unser Kloster immer unbeschädigt geblieben, und auch unsere Gegend wenig zu klagen hat.

Den 11. Mai verließ ich München wiederum, und ging in mein Kloster zurück, mit welcher Freude, und mit welchen Wünschen für die Zukunft, ist leicht einzubilden.

Den 17. Mai kam es zwischen dem Lech, und der Donau, zwischen Lauingen, und Augsburg zu einem schrecklichen, und blutigen Treffen, das 9 Stunden unter zweifelhaftem Glück angehalten[169]. Beiderseits blieben sehr viele Leute, und selbst der kaiserliche Generalissimus Holzapfl[170], worauf die Unsern den Rücken gewendet, und sich nacher Augsburg zurückgezogen haben, um ihr Heil, und unsern Untergang in Baiern zu suchen.

Die ersten, die uns diese böse Zeitung von der Niederlage der Unsern, und dem unbezweifelten Übergang derselben über den Lech hinterbrachten, waren selbst die flüchtigen Lechrainer, die hier hauffenweis ankamen, worauf auch in unserer Gegend, und Nachbarschaft alles zusammen packte, und sich auf die Flucht begab. Ich verschob meine Flucht bis andern Tags, den 19. Mai, um vielleicht eine bessere Zeitung abzuwarten. Allein von Gefahr gedrungen nahm ich meinen Weg nacher München. Bei meiner Durchreise waren alle Dörfer von ihren Einwohnern schon verlassen. Zu Gauting sagte mir ein alter Mann, daß eben einige berittene Räuber nach mir gefragt, ob ich schon durchpassiert seie. Das schreckte mich, und ich nahm meinen Weg wieder zurück nach Heiligenberg, und nachts 2 Uhr unter Begleitung [von] 6 Männern, die mit Gewehren versehen waren, nacher Wolfratshausen, und von dannen jenseits der Isar nacher München, wo ich unter Wegs mehrere Haufen geflüchteter Elenden antraf, die sich mit ihrem Viehe, Kindern, und kleinen Habseligkeiten unter Bäumen, und Hütten gelagert hatten.

In München war eine schaudernde Confusion, und Lamentation, und in allen Gassen, und unter den Toren ein fürchterliches Gedränge von Menschen, und Viehe, wobei die Reichen ihre Reichtümer auf geladenen Wägen hinaus, und die Armen ihre Armut auf blutenden Rücken hinein schleppten. Den 24. Mai verließ der Churfürst München, und ging nacher Wasserburg, nachdem Er dem General Royer[171], der sich zu Augsburg, und in mehreren anderen belagerten Städten mit seiner Defension berühmt gemacht hat, als Stadt-Commandant hinterlassen hat.

Ich war für unsern Schatz besorgt, und erfragte endlich, daß derselbe noch unberührt in dem Kloster der Reformierten liege. Ich laufte, und erhielt mit vieler Mühe, daß derselbe verführt, und in Sicherheit gebracht wurde, und gleich darauf, den 26. Mai, verließ ich selbst die Stadt, und ging in mein altes Asylum nacher Tegernsee, wo ich auf das freundlichste empfangen worden, und so lange zu bleiben hatte, als sie selbst sicher sein würden.

Unterdessen verließ unsre Armee unter dem Generalissimo Gronsfeld den Lech, und überließ dem Feind den freien Übergang in Baiern. Gronsfeld wurde darum auf Befehl des Churfürsten gefangen nacher München geführt, und der Feind sagte selbst, wenn die Baiern nur noch 2 Stunden am Lech stehen geblieben wären, so war schon ihr ganzer Plan abgeändert, und sie hätten keinen Fuß in Baiern gesetzet. Die Unsern gingen bis über die Isar, und der Schrecken, und Furcht vor dem Feinde erstreckte sich bis an die Alpen. Daher ging ich von Tegernsee nacher Salzburg, wo ich ebenfalls freundlichst empfangen, und über die 20 Wochen bestens gehalten worden.

Der Feind ging nicht nur über den Lech, sondern auch über die Isar, nachdem er Freising genommen, und sich Brücken geschlagen hat, in der Absicht, bei getaner Hasenjagd der Baiern auch noch über den Inn zu gehen.

Den 8. Junii ging unser Churfürst nacher Salzburg, wo Er mit größten Ehren empfangen wurde. Die ausgewanderten, und geflüchteten Baiern schätzt man in dem Salzburger Terrain auf 12 000, und darüber.

Unsere brave, tapfere Mannschaft machte dem Feind überall Platz, ja zog sich nach Straubing, und gab das ganze übrige Baiern den Schweden preis, die jetzt den Distrikt zwischen der Isar, und dem Inn, der noch keinen Feind gehabt, wohl benutzten, und mit Contribuieren, Plündern, und Verheeren das harte Schicksal des Krieges bitter empfinden ließen.

Zu Salzburg forcht man nichts mehr, und die Schweden hatten nicht weniger im Sinn, als über den Inn zu gehen. Daher bot der Erzbischof seine Land-Miliz auf, und unser Churfürst beschrieb einige, und die besten Compagnien von der Armee zu sich, die vereinigt dem Feind den Übergang, über den Inn verwehren sollten, und das mit bestem Erfolg.

Die Schweden blockierten Wasserburg schon 6 oder 7 Tage, um da über den Inn zu gehen. Sie wurden aber von den combinierten Baierischen, und Salzburgischen Truppen tapfer, und mit vielem Verlust abgetrieben.

Von Wasserburg ging der Feind schnurgerade auf Mühldorf zu, nahm die Stadt, und glaubte schon den sicheren Übergang über den Inn zu haben. Allein er fand jenseits [des Inns] von den Salzburgischen, und Baierischen Truppen so tapferen Widerstand, daß er, nachdem sehr viele seiner Leute in Feuer, und Wasser geblieben, unverrichteter Sachen abziehen mußte.

Von Mühldorf nahm er den geraden Weg nacher Landshut, wo er gleichsam seine Residenz aufschlug, und über ganz Oberbaiern nach Willkür dominierte. Mit der ungeheueren Beute und den unermeßlichen Schätzen, die er aller Orten mit Rauben, und Plündern zusammen geraffet hat, nicht zufrieden, schrieb er in ganz Oberbaiern die stärksten Contributionen aus, taxierte alle Klöster, Schlösser, adeligen Sitze, ansehnliche Dörfer, und Häuser mit Brandschatzung, oder Brand. Wobei in kurzer Zeit eine ungeheuere Summa Geld, Gold, und Silber zusammen flossen. Der Churfürst zahlte für seine Schlösser, nachdem nebst vielen anderen adeligen Sitzen auch sein schönes Isareck[173] verbrannt worden. Andere ließen sich mit dem Feind in Traktate ein, und erhielten oft die Hälfte, und noch mehr Nachlaß.

Den 11. Julii kamen 2 kaiserliche Regimenter, unter den Generälen Picolomini[174], und de Werth bei den Unsern an, die schon bei 2 Monaten zwischen Lauingen, und Passau geschlummert, und nur in unmenschlichen Plünderungen Lebenszeichen von sich gegeben haben. Wrangel[175], der schwedische Generalissimus, erwartete ein Treffen, und jedermann mit ihm. Allein die Bairischen hielten sich zu schwach, richtig – an Mut!

Solche Generale, wie in Baiern, gab es auch in Böhmen. Der Stadt- und Festungskommandant Colloredo[176], und seines Gleichen Zugeordnete sorgten mehr für gute Tage, als für die Stadt, und Festung [Prag]. Dieß erfuhr Königsmark[177], der General der schwedischen Freibeuter-Horden, und nahm den 26. Julii zu Nachts unvermutet, und ohne Widerstand einen Teil der Stadt (die kleine Seite genannt) samt dem Schloß ein, ließ eine Besatzung da, und führte alle Großen gefangen, samt mehreren Millionen [an] Schätzen, weg.

Da ich Heiligenberg schon lang mit Leib und der Feder verlassen, und in meinem Tagbuch anderwärtig ausgeschweiffet bin, so will es jetzt auch notwendig werden, zu wiederholen, was sich indessen zu Heiligenberg begeben habe.

Von der Zeit, wo beide Armeen über die Isar gegangen, war in unserer Gegend, und in dem ganzen Distrikt zwischen dem Lech, und der Isar eine gute Ruhe, kleine Plagereien von Durchmärschen, Straßenraubereien weggerechnet. Heu, und Grummet, und selbst die Ernte in allen Gattungen des Getraides waren sehr gesegnet, und gut eingebracht, und auch die Saat über Winter wurde wohl bestellt.

Die so dringenden, als drohenden Contributions-Schreiben von dem schwedischen General-Stabe sowohl Heiligenberg, als Paring betreffend, die mir nacher Salzburg zugeschickt worden, habe ich weder beantwortet, noch beantworten lassen, aus Ursach, weil der Feind noch immer weit entfernt, und also die Gefahr noch nicht so nahe war, und weil man immer sagte, daß derselbe bald wieder über die Donau zurück gehen werde. Und das ist alles noch gut geschehen.

Im September verließ, und verbrennte Wrangel seine Lager zu Dingolfing, großen Teils aus Sorge, daß nicht eine Seuche unter seinen Leuten einreißen möchte, weil sehr viele Leute, und Pferde vor Hunger, und Not dort geblieben, und krepiert sind, und zog sich in Oberbaiern nacher Moosburg, Freising, und Pfaffenhofen, und trieb selbiger Orten die gewalttätigsten Contributionen ein, und das, was nicht geben konnte, und wollte, verheerte er mit Schwert, und Feuer. Jam proximus ardet etc.

Der Churfürst fragte mich in Salzburg, wie es bis dato mit dem Kloster Heiligenberg stehe? Und der Oberst-Kriegs-Rats-Präsident Herr von Ruepp[178] erzählte mir, daß ihm vorgestern ein Verzeichnis aller jener Ortschaften, die ihre Contribution noch nicht bezahlt haben, unter denen auch das Kloster Heiligenberg genannt ist, aus dem feindlichen Lager zugekommen seie, mit der strengsten Weisung, daß besagte Ortschaften alsobald durch Deputierte zu Moosburg erscheinen, bezahlen oder das Weitere gewärtigen sollen. Brand, und Feuer ist das unausbleibliche Los derer, die nicht erscheinen. Er ratete mir also als bester Freund, die Sache mit dem Feind ohne Verweilung abzumachen. Ich schickte meinen guten, und besten Freund in München, Herrn Mathias Barbier, Handelsmann daselbst, der mit Mut, Beredsamkeit ausgerüstet, ganz zu solchen Geschäften gemacht zu sein schien, empfahl ihm mein Kloster auf das Beste, und bat ihn um diese Commission, und versah ihn mit meiner Vollmacht. Er übernahm das Geschäft bereitwilligst, bereiste das feindliche Lager zu Moosburg, und handelte die Contributions-Summa, die wenigst 1000 Taler war, bis auf 550 fl. herab, gegen Quittung, und Versicherung, daß das Kloster mit Fußberg, und Stegen, und allen ihren angehörigen Gütern, auch Häusern, und Höfen ihrer Untertanen künftig von all- und jeder feindlichen Behandlung befreit sein solle, auch gegen Stellung einer persönlichen Salva Guardia, wenn es nötig sein solle.

Zu Anfang des Oktobers brachen die Feinde bei Moosburg, und Freising, wo sie ringsum alles rein aufgezehrt, und geplündert hatten, und darum an allem Not litten, ihr Lager auf, und rückten es bis Dachau vor, wo sie von der jüngst eingebrachten, guten Ernte mehr zu erhaschen glaubten, und zugleich um München näher zu sein, und demselben manchen Tort, und Streich zu spielen. Nun war von Dachau bis an die Alpen von ihrem Rauben, und Plündern, vor ihrem Schwert, und Feuer nichts mehr sicher.

Die Generale, und hohen Offiziere fanden an dieser neuen Station, an der Anmut der Gegend, und an den schönen Waldungen sehr viel Vergnügen, und wollten darum ihre Siege feiern, und ihrem Waffen-Glück manches Fest geben, um so mehr, als sie vor dem Feinde ganz sicher waren, indem die Baiern den ganzen Sommer durch im Unterlande geschlummert, und jetzt wohl gar schlafen werden. Sie hielten fürstliche Jagden, wozu alle höheren Offiziere eingeladen, und eine Menge Gemeiner zugegen sein mußten. Sie hielten unter dem Schatten der Wälder Mahlzeiten, und andere Rekreationen. Siehe! Auf einmal passierten bairische, und kaiserliche Truppen an den Stadt-Mauern zu München vorbei, jagten spornstreichs auf die Jagenden los, fielen in die Wälder ein, hieben die mehreren nieder, die anderen nahmen sie gefangen, und die dritten, unter welchen Wrangel selbst mit Gefahr, und Not entronnen, verfolgten sie bis nacher Dachau. Unter den Gefangenen war ein junger Horn, und ein Enkel des Generalissimus Wrangel, und unter den Toten drei von hohem Geblüt, die in München mit militärischen Ehren begraben worden.

Nun hatten wir 4 Armeen um uns, die baierische, und kaiserliche, und die schwedische, und französische. Welche Erwartung der Dinge, die noch über uns kommen werden! Das einzige wäre noch gut, daß eine Partei die andre förchte, wodurch sie bei ihren Streifereien ein wenig in Furcht gehalten würden. Übrigens war es hart, zu bestimmen, welche Partei die ärgere wäre. Es kamen Rotten an, und gingen wieder ab, ohne zu wissen, wer sie wären, Freund, oder Feind, freilich keine ohne allen Schaden. Das Kloster Heiligenberg litt am wenigsten, Bier, Hennen und andere Kleinigkeiten nicht in Betracht genommen. Allein unsere liebe Nachbarschaft, das Schloß Seefeld, das bisher immer wohl gut durchgekommen, und uns manchmal viel nützlich gewesen, mußte dermal das meiste leiden, und so auch vor andern das Kloster Wessobrunn.

Man sagt ganz glaubwürdig, daß die Unseren dem Feinde, der seit der neulichen Jagd sehr erschreckt war, manche beträchtliche Schlappe gar leicht hätten versetzen können, und daß derselbe, wenn man den Plan des von Werth befolgt hätte, leicht gänzlich hätte aufgerieben werden können, vermög welchem einige Truppen zu Landsberg über den Lech gehen, und den Feind jenseits abwarten, und die andern ihn bei der Übersetzung des Lechs diesseits verfolgen sollten. Allein man verschonte ihn vorhin immer, und ließ ihn nachgehends bei Kaufering, und Scheyring unangefochten über den Lech setzen. Man glaubt, daß solches auf geheimen kaiserlichen, und churfürstlichen Befehl geschehen, um den Frieden, der sehr nahe sein sollte, nicht mehr zu stören.

Nachdem die Schweden, und Franzosen Baiern verlassen, folgten auch die Unsern bald nach. Diese nahmen ihr Quartier in der unteren Pfalz, und jene in Württemberg, und Franken, und sahen sich ganz friedlich und freundlich einander an.

Den 20. Oktober schickte der Churfürst, und andere großen Exulanten ihre geflüchteten Schätze von Salzburg auf Schiffen wieder nacher Burghausen, und den 26. folgte der Churfürst mit seinem Hofstaat unter vielen, und hohen Begleitern selbst nach. Nur mit vieler Mühe konnte ich erhalten, daß der Heiligenberger Schatz unter den churfürstlichen mitgenommen wurde.

Den 6. November verließ auch ich Salzburg, nachdem ich 5 ganze Monate alldort in dem academischen Collegio unter vielen Ehren, und unvergeßlichen Wohltaten zugebracht, und den 12. kam ich zu Heiligenberg an, mit welcher allseitigen Freude, besonders weil ich dermal den Frieden mitbrachte[179], kann ich vor Freude nicht beschreiben.

Mein Kloster fand ich bei meiner Rückkehr ganz unverletzt. Der Getreidekasten war aber ganz leer. In dem Stadel befand sich von der heurigen Ernte noch wohl vieles, jedoch nicht so vieles, daß es auf ein Jahr erkleckte. Pferde und Vieh befanden sich an Zahl, und Güte in besserem Stand, als ich mir zu hoffen getraut hatte, und das gab uns Hoffnung, unsere Ökonomie bald wieder herzustellen.

Und so stund es in Erling, und in unserer Nachbarschaft noch wohl gut. Wenn man hierorten schon Schaden gelitten, hatte man doch nicht so viel zu klagen, wie in andern, weiter entlegenen Orten.

Am Feste der Opferung Mariä befahl der Churfürst, der den 17. November wieder nacher München zurück gekommen, ein Friedensfest, sowohl in choro, als in foro zu feiern, welches auch geschehen, und welcher Befehl auch auf das Land erging.

ANHANG

Abt Maurus Friesenegger
und sein Tagebuch
aus dem 30jährigen Krieg

Bücher und Manuskripte haben zuweilen ein merkwürdiges Ge-
schick. Auch das handschriftliche »Tagbuch von Erling, und Heiligenberg vom Jahre 1627 bis 1648 inc.« des Abtes Maurus Friesenegger
von Andechs hat seine Geschichte.

Das unscheinbare Manuskript des Abtes verblieb 1803 bei der Säkularisation des Benediktinerklosters Andechs entweder zunächst in diesem
Kloster zurück oder war zuvor schon nicht mehr auf dem Heiligen Berg.
Jedenfalls fand es der Numismatiker und Heimatforscher F. M. Ferchl
auf seinen Wanderungen bei einem »sehr würdigen Manne im Ober-
lande«. Er schrieb es ab und gab es 1833 bei Giel in München heraus.
Das Original des Manuskriptes blieb verschollen. Ferchls Edition wurde
vollständig in die »Chronik von Andechs« von P. Magnus Sattler aufgenommen, die 1877 in Donauwörth erschien. Auch P. Emmeram Heindl
benutzte Ferchl in seinen beiden Werken »Der Heilige Berg Andechs in
seiner Geschichte, seinen Denkwürdigkeiten und Heiligtümern« (München 1895) und »Das Pfarrdorf Erling bei Andechs« (München 1899).
Er vermutete, daß F. M. Ferchl das Original des Tagbuchs bei Pfarrer
J. E. Placidus Rauch von Epfach, Exbenediktiner von Wessobrunn und
Bruder des letzten Abtes von Andechs, Gregor Rauch († 1812), vorgefunden habe. Wo es sich nun (1895) befinde, sei ihm nicht bekannt.

Ein paar Jahre später, am 5. Oktober 1901, entdeckte es P. Augustin
Engl von Andechs († 1967) bei dem Lehrer Joseph Richard Bührlen (†
1927) in Ettal, von dem er es am 19. November 1902 »nach längeren
Verhandlungen und Bezahlung von 50 M« für Andechs zurückerwarb.
»Maneat semper nobiscum« schrieb P. Augustin in das Manuskript.

Wie war das Tagbuch Frieseneggers zu Lehrer Bührlen gekommen?
Dieser war in den sechziger Jahren des vorigen Jahrhunderts Hilfslehrer
in Pähl. Dazu schreibt er am 4. November 1921 an P. Augustin Engl:
»Die Chronik von Andechs erwarb ich von einem gewissen Rangger.
Die Rangger stammten von Fischen ab. Die Kinder von Fischen besuch-

ten damals noch die Schule von Pähl ... In Pähl bekam ich das Buch nicht. Ich erwarb es in Oberammergau nach dem Tode des dortigen Postboten Rangger — von Fischen gebürtig. Wie das Buch in die Hände der Familie Rangger kam, ist mir unbekannt.«

Der Schreiber des Tagebuchs, Abt Maurus Friesenegger, war Bäckerssohn und stammte aus Dießen am Ammersee. Er legte am 1. November 1614 im benachbarten Andechs Profeß ab. Zuerst wirkte er an dem kleinen Klosterseminar zu Andechs, dann als Novizenmeister und von 1627 bis 1638 als Pfarrvikar von Erling. Zugleich war er seit 1627 Subprior, später Prior seines Klosters. Am 28. September 1640 wurde er zum Abt von Andechs gewählt. Als solcher starb er, 65jährig, am 11. Mai 1655. Es wird berichtet, »daß sein Grab mehrer mit Zähren als Weywasser seye besprenget worden«, als man den Abt in der Klosterkirche bestattete.

> »Prodigium vocitans Maurum hunc haud prodigus ore est;
> Candidus an Maurus non tibi prodigium?
> (Ein Wunder wird Maurus genannt ob seiner glänzenden Rede;
> ist dieser reine Maurus nicht selbst dir ein Wunder?)«

steht unter dem Bild Frieseneggers aus dem Jahr 1650 im Klostergang von Andechs. Dieses Gemälde zeigt einen von schwerem Leid und Kummer gezeichneten Mann.

Abt Maurus setzte seine Patres in die Rückgewinnung der Oberpfalz zum alten katholischen Glauben ein, so gut er es vermochte. Ebenso lag ihm trotz allen Widerwärtigkeiten der Zeit die Förderung der Benediktiner-Universität Salzburg sehr am Herzen.

Von der Spiritualität des stets freundlichen und gegen andere so milden und verständnisvollen Abtes spricht das lange, bis zu den Knöcheln reichende, härene Bußhemd, das er ständig trug. Es blieb sein bis zum Tod nur wenigen bekanntes Geheimnis.

Maurus Friesenegger war nach der Schilderung der Überlieferung bei allem Eifer als Seelsorger und als Abt ein Mann, dem es am wohlsten bei Büchern war. Aus seiner Feder stammt ein »Tractatus de viris religiosis Monte sancto Andechs pietate et doctrina illustrioribus«, der vermutlich beim großen Klosterbrand von Andechs im Jahre 1669 zu Verlust gegangen ist. Des weiteren schrieb er zwei lateinisch abgefaßte Bände »Ephemerides Andecenses sive res gestae memoriae dignae de Monte sancto et Pago Erlingano congestae (1627-1649)«, die sich heute im bischöflichen Ordinariatsarchiv Augsburg befinden. Auf diesen lateinischen Ephemerides fußt das hier neuerdings im Druck herausgegebene, deutsch geschriebene »Tagbuch von Erling, und Heiligenberg vom Jahre 1627 bis 1648 inc.« Aus welchen Gründen und zu welchen Zwecken Abt Maurus eine deutsche Bearbeitung und umfassende Kürzung seiner Ephemerides vorgenommen hat, läßt sich heute nicht mehr sagen. Vielleicht sollte sie Novizen dienlich sein, vielleicht auch Gästen auf dem Heiligen Berge als Lektüre.

Eine Abschrift unserer Handschrift ist im Besitz der Familie Hans Sonner in Polling. Sie dürfte Ende des 18. Jahrhunderts geschrieben worden sein. Sie mit der Klosterbibliothek des alten Chorherrnstiftes Polling in Verbindung bringen zu wollen, wie es eine Miscelle in der Zeitschrift für bayerische Landesgeschichte (1971, S. 866) tut, ist irrig. Die Familie Sonner stammt aus Erling und war dort mehrere Generationen hindurch ansässig, bevor sie zu Anfang unseres Jahrhunderts nach Polling übersiedelte. Sie brachte die Abschrift von Erling mit.

Der Bayerische Rundfunk hat am 15. Juni 1957 in der Sendereihe »Unbekanntes Bayern« ein Porträt des Abtes Maurus und eine Würdigung seines Tagbuches gebracht. In dieser Sendung wurde der Andechser Prälat als guter Hirte seiner ihm Anvertrauten geschildert, der »im Annehmen des Leidens, in unablässigem Bemühen um Ordnung mitten in Zerstörung und Auflösung ausgeharrt und sich in jeder Stunde der Forderung seines Gewissens gestellt« hat. Anders sieht die schon genannte Miscelle in der Zeitschrift für bayerische Landesgeschichte den Andechser Abt und sein Tagbuch. Nicht nur, daß sie irrtümlicherweise behauptet, das Original unseres deutschen Tagbuches befinde sich heute im bischöflichen Ordinariatsarchiv Augsburg, sie zieht auch aus den Berichten und Schilderungen des Abtes zu den Jahren 1632 bis 1634 Schlüsse, die zwar im Sinne einer gewissen, da und dort in Bayern üblich gewordenen, einseitigen Geschichtsauffassung und Geschichtsschreibung liegen mögen, aber wenig für sich haben und kaum zu überzeugen vermögen. Man kann und darf gesellschaftspolitische Tatsachen und Begriffe der Gegenwart nicht ohne weiteres mit den Vorgängen des 17. Jahrhunderts verquicken und diesen dann einen völlig abwegigen Sinn unterschieben. So hat z. B. die aus der Not des Krieges geborene Nachbarschaftshilfe der Erlinger Bauern mit einer »beachtlichen Sozialisierungstendenz« oder gar mit einer kommunistischen »Kolchose« der heutigen Zeit wahrhaftig nichts zu tun. Abt Maurus andichten zu wollen, er habe es als »Schmach« empfunden, daß man im Kloster lange Zeit unstandesgemäß aus irdenen Geschirren essen mußte, weil das standesgemäße Kupfer und Zinn von den Schweden geraubt worden war, ist ebenso albern und tendenziös wie die kühne Behauptung, daß den Klosterherren von Andechs sehr daran gelegen gewesen sei, durch die Legendenbildung von einem besonderen Schutz Gottes für Kirche und Kloster auf dem Heiligen Berg während des Schwedeneinfalles von 1632 das erschütterte Vertrauen des Volkes in die bisher bestehende wirtschaftliche und soziale Ordnung wiederherzustellen. Gewiß, jeder hat das Recht sich seine eigenen Gedanken über Abt Maurus und sein Tagbuch zu machen, doch glauben wir, daß alle, die nicht von vorneherein bei allem allzu kritisch und skeptisch denken, in dem Manne, der mit blutendem Herzen über die Ereignisse seiner Zeit schrieb, einen edlen Menschen und einen echten Christen finden.

Zur Neuherausgabe des Tagbuches sei kurz folgendes gesagt. Sie will bewußt keine nach allen Regeln der heutigen kritischen Editionskunst vollkommene sein. In der Orthographie ist sie der gegenwärtigen Rechtschreibung im allgemeinen angeglichen. Wo es sich aber aus sprachakustischen Erwägungen zu empfehlen schien und eindeutige Wendungen es nahelegten, verblieb es beim Original, so wenn Friesenegger über Ritte und Reisen nacher München, nacher Weilheim und ins Tirol usw. spricht. Leicht mißverständliche oder heute unverständliche Wörter wie mehrmal oder erklecken sind in Klammern erklärt. Die Formen der Vergangenheit wie sie lauften, ruften, scheinten, sauften, brennten etc. wurden beibehalten, um dem Ganzen das alte Kolorit zu bewahren.

Der Inhalt des Tagbuches spricht für sich selbst. Es sagt dem Geschichts- und Heimatfreund, warum es so viele Altäre und Bilder zu Ehren des heiligen Pest-und Soldatenheiligen Sebastian, zu Ehren des Pferde- und Viehpatrons Leonhard und der heiligen 14 Nothelfer in unseren oberbayerischen und schwäbischen Kirchen und Kapellen gibt, weshalb Oberammergau so beharrlich an der Erfüllung seines Gelübdes aus dem 30jährigen Krieg, alle zehn Jahre sein Passionsspiel aufzuführen, festgehalten hat, warum Schwedenkreuze und Pestkapellen mitten in der freien Landschaft des bayerischen Oberlandes stehen. Das Tagbuch des Abtes Maurus Friesenegger von Andechs gemahne nicht zu allerletzt an die immer noch zeitgemäße Bitte der Allerheiligenlitanei: »Vor Pest, Hunger und Krieg bewahre uns, o Herr!«

München, am Fest Maria Schutzfrau Bayerns 1974

P. Willibald Mathäser O.S.B.

Anmerkungen

Abkürzungen der öfters zitierten Literatur

ADB	Allgemeine Deutsche Biographie, 56 Bde. m. Registerband (1875/1912)
Baumann	F. L. Baumann, Geschichte des Allgäus, 3 Bde. (1883/94)
Binder	F. Binder, Jan von Werth (1891)
Ferchl	Ferchl, Bayerische Behörden und Beamte 1550–1804, in: Oberbayerisches Archiv, Bd. 53 (1908/10)
Forster	J. M. Forster, Das gottselige München (1895)
Heilmann	J. Heilmann, Kriegsgeschichte von Bayern, Bd. II (1868)
Heindl	E. Heindl, Das Pfarrdorf Erling (1899)
Kalender	Kalender für katholische Christen (Sulzbach)
NBG	Nouvelle Biographie Générale, 46 Bde. (1852/66; die Bände I–IX tragen den Titel: N. B. Universelle)
NDB	Neue Deutsche Biographie (erscheint seit 1953)
Riezler	S. Riezler, Geschichte Baierns, 8 Bde. (1878/1914)
Riezler	Riezler, Johann v. Werth 1647, in: Histor. Ztschr. N. F. 46 (1899)
Ritter	M. Ritter, Deutsche Geschichte im Zeitalter der Gegenreformation u. d. 30jährigen Krieges, Bd. III (1908)
Sattler	M. Sattler, Chronik von Andechs (1877)
Spindler	M. Spindler, Handbuch der bayerischen Geschichte, Bd. II (1966) u. Bd.III/1 (1971)
Weitnauer	A. Weitnauer, Allgäuer Chronik, 4 Bde. (1962/72)
Wurzbach	C. v. Wurzbach, Biographisches Lexikon des Kaiserthumes Oesterreich, 60 Bde. (1856/90)

[1] Urban VIII. (Maffeo Barberini), geb. am 5. April 1568 in Florenz, wurde 1623 Papst. Er stand innerlich auf seiten Frankreichs und trägt mit Richelieu die Schuld am Zusammenbruch einer katholischen Restauration in Deutschland. In ungewöhnlicher Weise von sich eingenommen, trieb er einen grenzenlosen Nepotismus, der die Barberini zu den größten Grundbesitzern im Kirchenstaate machte. Sein niederträchtiger Prozeß gegen Galilei und seine maßlose Bedrückung des Volkes mit Steuern, um sinnlose Kriegsrüstungen zu finanzieren, machten Urban VIII. ungemein verhaßt. Er starb am 29. Juli 1644.

[2] Unter einem »allgemeinen Jubiläum« ist die Gewährung eines Ablasses, wie er ursprünglich gelegentlich kirchlicher Jubiläen gewährt wurde, zu verstehen. Er konnte unter bestimmten Bedingungen wie Sakramentenempfang, Kirchenbesuch, Almosen usw. gewonnen werden.

3 Damals Pfründehaus, Heindl 19.

4 Haus Nr. 37, jetzt Andechser Str. 4.

5 Anhöhe südöstlich von Erling, rechts der Straße nach Machtlfing.

6 J. A. Brenner, Chronik des Pfarrsprengels Pähl, in: Oberbayerisches Archiv IX, München 1848, 243.

7 P. Melchior Rambeck, in München geboren, legte am 26. Januar 1618 in Andechs Profeß ab und wurde nach Vollendung seiner Studien in Dillingen 1625 an die Universität Salzburg berufen. Er starb, 30jährig, am 1. August 1629 in Andechs.

8 Andechser Gut bei Herrsching an der Straße nach Erling, heute Schloß Mühlfeld.

9 Am 17. September 1631 besiegte Gustav Adolf Tilly in der Schlacht bei Breitenfeld. Er öffnete sich damit den Weg nach Süddeutschland und über Sachsen nach Böhmen.

10 Über das verräterische Verhalten der fränkischen Reichsritterschaft vgl. Spindler III/1, 226.

11 Kurfürst Maximilian I. von Bayern, geb. am 17. April 1573 zu München, gest. am 27. September 1651 in Ingolstadt, Sohn des Herzogs Wilhelm V. des Frommen und der seligen Renate von Lothringen, studierte 1587/93 in Ingolstadt, bereiste 1593 Böhmen, Italien und Lothringen, wurde 1594 Mitregent seines Vaters und 1597 nach dessen Verzicht Herzog von Baiern. Er ordnete als erstes die Staatsfinanzen, baute von 1601/18 die Münchener Residenz, gründete 1609 die Liga der außerösterreichischen deutschen katholischen Fürsten, gab 1616 im Codex Maximilianus Rechtsgleichheit in seinen Landen, besiegte Friedrich V. von der Pfalz (Winterkönig) 1620 in der Schlacht am Weißen Berg bei Prag, erhielt 1623 persönlich, 1628 erblich die Kurwürde. Er rekatholisierte das ihm verpfändete Oberösterreich und die Oberpfalz. Er war für eine mäßige Durchführung des kaiserlichen Restitutionsedikts von 1629 und erzwang 1630 auf dem Regensburger Kurfürstentag die Entlassung Wallensteins, während der Schwedenkönig Gustav II. Adolf, von den protestantischen Reichsständen gerufen, bereits auf deutschem Boden stand. Ungebeugt durch die schwedische Invasion in Baiern (1632-34), suchte er nach dem Sieg der Kaiserlichen bei Nördlingen (1634) den Krieg durch seinen Beitritt zum Prager Frieden (1635) zu lokalisieren. 1638 errichtete er die Mariensäule in München. 1643/45 durch General Mercy erfolgreich, brachten die folgenden Jahre neue Verheerungen seines Landes durch die Franzosen und Schweden, was ihn 1647 zum Bruch mit dem Kaiser und zum Sonderwaffenstillstand von Ulm veranlaßte. Nach der Aussöhnung mit dem Kaiser wurde Baiern neuerdings verwüstet, bis der Westfälische Friede 1648 endlich aller Kriegsnot ein Ende machte. Maximilian I. war seit 1595 in erster Ehe mit Elisabeth Renata von Lothringen (†1635) kinderlos verheiratet. 1635 ehelichte er die Tochter Kaiser Ferdinands II., Maria Anna (†1665). Sie schenkte ihm am 31. Oktober 1636 in Ferdinand Maria den Nachfolger. Diesem widmete er seine »Monita paterna«, väterliche Ermahnungen, die die eigene Persönlichkeit, eine tiefe Religiosität und seine Auffassungen von den Rechten und Pflichten eines katholischen Regenten widerspiegeln.

12 Würzburg wurde am 15. Oktober 1631 von Gustav Adolf besetzt. Am 18. Oktober stürmte er die Würzburger Feste Marienberg und gab sie seinen Soldaten zur Plünderung frei, wobei sie ein Blutbad unter der gefangenen Besatzung anrichteten. Die Zahl der Opfer bei der Erstürmung des Marienberges wird für beide Seiten auf 700 Mann berechnet. M. H. Freeden, Die Feste Marienberg zu Würzburg, Würzburg 1952, 150 ff.

13 Die Sachsen besetzten am 15. November 1631 unter General Arnheim Prag kampflos. Kurfürst Johann Georg von Sachsen beraubte die Stadt persönlich vieler ihrer Kunstwerte, die er nach Dresden verbringen ließ. Schon 1632 eroberte der wiederberufene Wallenstein die Stadt für den Kaiser zurück. O. Schürer, Prag, München 1935, 205 ff.

14 So schloß Nürnberg im März 1632 eine Spezialallianz mit den Schweden und stellte Gelder, Truppen und Kanonen, was Gustav Adolf mit reichen Geschenken honorierte. Spindler III/1, 226.

15 Nach der Schlacht bei Rain am Lech suchte Gustav Adolf Ingolstadt zu nehmen. Das mißlang ebenso wie seine Absicht, über Regensburg nach Böhmen zu ziehen, um dort den Sachsen gegen Wallenstein zu Hilfe zu kommen. Nach seinem furchtbaren Wort vom 23. April 1632, daß er das Land Maximilians, wenn nicht behalten, so doch »zum wenigsten verderben« wolle, besetzte er am 10. Mai 1632 Landshut. Da diese Stadt die von ihm geforderte Brandschatzung von 100000 Talern nicht erlegen konnte, nahm der Schwedenkönig 6 Geiseln. Am 12. Mai zog er weiter nach Freising, dem er 30000 fl. abforderte. Auch hier nahm er Geiseln. Trotz der Zusage, die Stadt zu schonen, plünderten seine Soldaten die fürstbischöfliche Residenz und erpreßten 4000 Eimer (etwa 2700 hl.) Wein und alles Bier, dazu einige tausend Schäffel Getreide. Sengend und brennend zogen dann die Schweden weiter und kamen über Ismaning, Bogenhausen und Haidhausen nach München.

16 Am 17. Mai 1632 übergaben am Gasteig Vertreter der Stadt kniend die Schlüssel der Stadttore, worauf Gustav Adolf durch das Isartor Einzug in München hielt und in der Residenz Quartier nahm. Am 19. Mai, dem Tag vor Christi Himmelfahrt, ließ er die gesamte Geistlichkeit in das Jesuitenkolleg (bei St. Michael) und die Bürger auf den Anger berufen. Dort wurde mitgeteilt, daß »ihr khinigliche Maystätt für [anstelle von] Mordt, Prandt und Blinderung 3 mal hunderttausend Reichsdaler begere«, eine Forderung, die für eine Stadt von damals höchstens 20000 Einwohnern unerfüllbar war. Gustav Adolf blieb unerbittlich. Er verlangte als Bürgschaft für die Zahlung der 300 000 Taler 42 Geiseln. Als solche wurden 22 Geistliche und 20 Bürger bestimmt, Es waren: Anton Mandl, Stiftspfarrer bei U. Lb. Frau; Georg Bauer (Agricola), Chorherr von Indersdorf; Michael Strobl, Zisterzienser von Fürstenfeld; die Jesuiten Georg Graf, Johann Lang, Joachim Gotthard, Andreas Brunner, Christoph Clezlin, Christoph Widmann und Adam Schifferl; die Augustiner Benedikt Hagn (am 17. April 1634 in der Gefangenschaft verstorben), Vincenz Geßler, Liberat Hörter und Fulgenz Kirchmaier; die Franziskaner Paul Albl, Kaspar Mair, Franz Sigl und Blasius Rechpacher (am 4. Mai 1634 apostasiert); ferner die Kapuziner Claudius Keller, Germinian Ronpeck, Philibert Meinl

und Eusebius Saherr. Dazu kamen die Laien Johann Jakob Pronner von Prandthausen vom Inneren Rat der Stadt und die Mitglieder des Äußeren Rats Paul Parstorfer, Johann Rapp, Hartmann Reischl, M. Valpichler, der, am 7. Juni 1633 als einer der Deputierten der Geiseln nach München geschickt, wortbrüchig, nicht mehr zu seinen Mitgefangenen zurückkehrte, was das Schicksal der Geiseln noch verschlimmerte, und Georg Perhammer. Mit diesen Ratsherren Münchens gingen in Gefangenschaft die Gastgeber Albrecht Indersdorfer und Johann Geiersperger, die Lebzelter Georg Egetter, Melchior Camerloher und Michael Reutter, der Barettmacher Georg Voith und der Kramer Jakob Koch, die Rotgerber Matthias Bicher und Johann Huber (gest. am 3. Mai 1633), der Eisenhändler Johann Aindorfer (gest. am 20. November 1634) und der Bierbrauer Georg Starnberger, der Metschenker Ludwig Reutter, der Eisenfaktor Johann Stöberl (gest. am 17. November 1634) sowie der Handelsmann Wilhelm Mayer. Am 7. Juni wurden diese Männer in eine 2 Jahre, 9 Monate und 26 Tage dauernde Gefangenschaft zunächst nach Augsburg, später nach Nördlingen abgeführt. Erst am 1. April 1635 in Augsburg freigelassen, kamen die Überlebenden nach München. Am 19. April 1635 pilgerten sie, einem Gelübde gemäß, nach Maria Ramersdorf. Dort sagt heute noch ein Votivbild von ihrer bitteren Leidenszeit. In München-Laim erinnern Straßen an ihre Namen. Wie ein Hohn wirkt, daß im gleichen Stadtteil auch Gustav Adolf eine Straße zuerkannt erhalten hat. Forster 1013 ff.

[17] Gustav II. Adolf von Schweden, geb. am 19. November 1594 in Stockholm, gest. am 16. November 1632 in der Schlacht von Lützen, erhielt eine gute humanistische und politische Ausbildung und kam 1611 zur Regierung. 1617 verbot er den katholischen Glauben in Schweden bei Todesstrafe. In seinen Feldzügen gegen Dänemark, Rußland und Polen erfolgreich, griff er, von Richelieu veranlaßt und finanziert, 1630 in den 30jährigen Krieg ein. Durch die Schlacht bei Breitenfeld gegen Tilly siegreich, rettete er den deutschen politischen Protestantismus. Sein Plan, ein Corpus Evangelicorum unter schwedischer Führung zu schaffen erfüllte sich jedoch nicht. Um einer inneren evangelischen Überzeugung willen kämpfte und starb Gustav Adolf nicht. Ihm stand das politische Ziel, Schweden als Großmacht zu entwickeln, höher als der Kampf um die Freiheit des Glaubens. Als Staatsmann und Feldherr eine große Persönlichkeit, ist er Schwedens bedeutendster Regent.

[18] Gustav Adolf verstand es, auf seinen Feldzügen den Eindruck persönlicher Integrität zu hinterlassen und sah in seiner unmittelbaren Umgebung auf strenge Manneszucht. In München ließ er zwei Galgen am Markt für plündernde Soldaten errichten und in der Tat vier solche hängen sowie einen weiteren enthaupten. Trotzdem konnte er Übergriffe in der Stadt nicht hintanhalten. Forster 1015 f.

[19] Die barbarischen Ausschreitungen der Schweden auf dem Lande erbitterten Kurfürst Maximilian I. so, daß er am 20. Mai die Bevölkerung aufforderte, jeden Schweden, der ihr begegnete, totzuschlagen. Ritter 536.

[20] Fest Christi Himmelfahrt.

21 Dienstag, 18. Mai 1632.
22 Heute Klostergasthof in Andechs.
23 Baiern links der Isar und Schwaben blieben von den Schweden besetzt. Gustav Adolf maß sich mit den baierischen und kaiserlichen Truppen unter Wallenstein in der für ihn unglücklichen Schlacht von Zirndorf bei Fürth (31. August bis 4. September 1632). Er zog sich zunächst nach Baiern zurück, um dann den Sachsen gegen Wallenstein zu Hilfe zu kommen und bei Lützen am 16. November 1632 zu fallen.
24 Andechser Klostergut, eine halbe Stunde östlich von Erling. Jetzt befindet sich dort eine staatliche Strafanstalt.
25 Nach der Säkularisation von 1803 abgebrochen. Heute steht die Grundschule von Erling auf ihrem Platz.
26 Pfarrkirche von Erling.
27 Johann Philipp Kratz (eigentlich Cratz) von Scharfenstein ist einer jener Soldatennaturen, wie sie im 30jährigen Krieg nicht selten waren, verwegen, grausam gegen Besiegte, ohne politische Überzeugung. Geburtsjahr und -ort (vermutlich im Rheingau) sind nicht bekannt. 1624 trat er in kaiserliche Dienste, 1631 wurde er Oberstwachtmeister bei Wallenstein, wechselte aber in baierische Dienste über. Wenn er 1632 auch nicht, wie bald behauptet wurde, Ingolstadt den Schweden übergeben wollte, so wurde er doch fahnenflüchtig. Darum wurde er nach seiner Gefangennahme in der Schlacht von Nördlingen (1634) in Wien zum Tod verurteilt. Er konnte entfliehen. Bei seiner erneuten Festnahme an der schlesischen Grenze hieb er vier Husaren nieder. Am 6. Juli 1635 wurde er im Rathaus zu Wien enthauptet. ADB 17, 56; Riezler 5, 441 f.
28 Ottheinrich Graf Fugger, geb. am 12. Januar 1592, gest. am 12. Oktober 1644 in Augsburg, studierte in Ingolstadt und Perugia und wählte 1617 die militärische Laufbahn in spanischen Diensten. 1619 befehligte er ein spanisches Regiment in Böhmen, 1620 nahm er an der Schlacht am Weißen Berg teil. Dann war er sowohl in Italien wie auch in Norddeutschland im Feld, bis er 1627 in die Dienste Maximilians I. von Baiern trat. Er war zunächst Pfleger von Landsberg a. L. und in diplomatischer Verwendung als Gegenspieler Wallensteins tätig. 1631 wurde er Generalwachtmeister, 1632 Generalzeugmeister und Artilleriegeneral, 1634 Nachfolger Aldringens als Befehlshaber der baierischen Truppen. 1635 zum kaiserlichen Gouverneur der von den Schweden befreiten Reichsstadt Augsburg ernannt, reorganisierte er als solcher den Augsburger Katholizismus. Er starb als Hofmarschall und Oberstkämmerer Kurfürst Max I. und liegt in St. Ulrich zu Augsburg bestattet. ADB 8, 184 f.; NDB 5, 722.
29 Gottfried Heinrich Graf zu Pappenheim, geb. am 29. Mai 1594 zu Pappenheim a. d. Altmühl, gest. am 17. November 1632 auf der Pleißenburg zu Leipzig, bezog, erst 14jährig, die Universität Altdorf und wurde nach kurzer Studienzeit deren Rector Magnificus. Nach weiteren Studien in Tübingen begab er sich auf Reisen nach den Niederlanden, nach Frankreich, Spanien und Italien. Als Protestant geboren und erzogen, trat er 1614 zur katholischen Kirche über. Wie wenige Konvertiten seiner Zeit

setzte er sich künftig mit aller Kraft für die katholische Sache ein. Kaiser Matthias zog ihn als Reichshofrat nach Prag, doch vertauschte er bald die Kanzlei mit dem Kriegshandwerk. Zunächst bei König Sigismund von Polen, kämpfte er unter Maximilian I. von Baiern 1620 in der Schlacht am Weißen Berg, wobei er schwer verwundet wurde. In der Folgezeit finden wir ihn als tapferen Verteidiger der spanischen Positionen in Graubünden und Oberitalien, 1626 als baierischen Generalwachtmeister bei der Niederwerfung des oberösterreichischen Bauernaufstandes, dann 1627 unter Tilly als Belagerer von Wolfenbüttel, 1631 bei der Eroberung von Magdeburg und in der Schlacht bei Breitenfeld, hier als Retter der Reste der von Gustav Adolf geschlagenen kaiserlichen Truppen. Sodann focht er mit wechselndem Glück in den Niederlanden. Nach einem mißglückten Sturm auf Maastricht zog er sich nach Deutschland zurück, um sich mit Wallenstein in Sachsen Gustav Adolf zu stellen. In der Schlacht von Lützen am 16. November 1632 schwer verwundet, starb er tags darauf. Pappenheim war einer der populärsten, aber auch bestgehaßten Heerführer des 30jährigen Krieges. Gilt er den einen als «Blume der Ritterlichkeit, die in Schlachtfeldern verwildert, auf blutigem Boden sich kräftigte zur Ehre der Heiligen, für deren Sieg er das Banner erhoben«, so bezeichneten ihn andere als »Pest und Fluch des menschlichen Geschlechts«. Gustav Adolf schätzte Pappenheim bei allen inneren Gegensätzen als Soldaten und stellte ihn seinen Offizieren als «Vorbild aller Krieger« vor Augen. ADB 25, 144 ff.

30 Johann Graf Aldringen (bis 1624 Aldringer), geb. am 12. Dezember 1588 in Luxemburg, gest. am 22. Juli 1634 in Landshut/Isar, war ursprünglich Schreiber in der luxemburgischen Staatskanzlei. 1618 begann seine militärische Laufbahn in Tirol und Oberitalien. 1619 trat er in baierischen Sold. Im Böhmenfeldzug in spanischen Diensten, verteidigte er 1621 Preßburg. Als Oberstleutnant dann wieder bei Maximilian I. von Baiern, leistete er diesem in der Truppenwerbung und in anderen Missionen hervorragende Dienste. 1623 trat Aldringen in das kaiserliche Heer über, wo er als Oberst und ab 1624 als Hofkriegsrat in allen Sparten des Militärwesens tätig war. 1625 wurde er Regimentsinhaber, 1628 Kommissar zur Übernahme Mecklenburgs, 1629 Generalwachtmeister und Beauftragter zur Durchführung des kaiserlichen Restaurationsedikts in Sachsen, 1631 Kommandeur der kaiserlichen Truppen in den oberdeutschen Kreisen, 1632 Feldmarschall. Seit 1623 in Verbindung mit Wallenstein, wurde er ab 1625 dessen wichtigster Mitarbeiter. Siege an der Elbe (1626), die Eroberung Mantuas (1630), die Kapitulation Württembergs (1631) und die Kämpfe bei Zirndorf (1632) sind mit seinem Namen verknüpft. Als er Wallensteins Absichten durchschaut hatte, wurde er zum eifrigsten Verfechter seiner Absetzung beim Kaiser. Einerseits unter dem Oberbefehl Wallensteins stehend, andererseits mit dem Auftrag betraut, Maximilian zu unterstützen, war er in ständigem Gewissenskonflikt, bis ihm das Ende Wallensteins in Eger freie Hand im Kampf gegen die Schweden gab. Dabei sehr erfolgreich, verlor Aldringen in einem Scharmützel bei Landshut sein Leben. Er war überzeugter Katholik und absolut kaisertreu, ein Offizier, dessen Stärke in der Organisation

lag, kein unüberlegter Draufgänger, umsichtig, schlau und tapfer. Gegen Wallenstein handelte er in der vollen Überzeugung von dessen Verrat am Kaiser und von seiner bewußten Sabotage am Sieg der katholischen Seite, gewiß nicht aus der Mentalität eines beleidigten und sich zurückgesetzt fühlenden Rivalen. ADB I, 327 ff., NDB I, 188 ff.

[31] Die Haslang von Haslangskreut gehören einem alten, heute ausgestorbenen baierischen Adels-, Beamten- und Offiziersgeschlecht an. Der hier genannte oberste Kriegskommissar und Obristleutnant dürfte Georg Rudolf von Haslang zu Haslangskreut und Großhausen sein. Er war kurfürstlicher Kämmerer, Erbhofmeister von Ober- und Niederbaiern, Obrist zu Fuß, von 1636 bis 1676 Hauptpfleger von Abensberg und erscheint noch 1677 als Generalwachtmeister und Obrist. Ferchl 8.

[32] Landsberg wechselte 1632 sechsmal seinen Herrn. Am 3. Mai wurde es von den Schweden unter Burt besetzt, ans 14. Juli von Kratz zurückerobert, am 23. Juli von Bernhard v. Weimar und am 18. August von Fugger genommen, am 27. Oktober an den Pfalzgrafen Christian verloren und am 28. Dezember wieder von Aldringen zurückgewonnen. Riezler 5, 439.

[33] Gefangene einfache Soldaten wurden im Lauf des Schwedenkrieges auf beiden Seiten mehr und mehr unter die eigenen Truppen »gestoßen« oder »untersteckt«, d. h. man veranlaßte oder zwang sie zum Wechsel ihres Kriegsherrn. So kam es, daß der konfessionelle Charakter der Heere verwischt wurde und bald Katholiken bei den Schweden und bei den Kaiserlichen Protestanten im Solde standen. Baumann 3,196.

[34] Kaufbeuren mit einer schwedischen Besatzung von nur 37 Mann wurde am 2. Januar 1633 von Landsberg her von baierischen und kaiserlichen Truppen kampflos besetzt. Ihr Betragen war kein Ruhmesblatt für sie. In der Folgezeit wechselte Kaufbeuren achtmal den Besatzer. Baumann 3, 182 f., 193; Weitnauer II, 200 f.

[35] Aldringen begann am 2. Januar 1633 Memmingen zu belagern und erzwang am 7. Januar die Übergabe der Stadt. Er ließ die 200 Mann zählenden schwedischen Soldaten mit ihren Seitengewehren frei abziehen, die zwei gefangenen württembergischen Kompagnien aber mußten als Schanzarbeiter zur Befestigung von Memmingen in seine Dienste treten. Baumann 3, 183; Weitnauer II, 201.

[36] Kempten wurde am 13. Januar 1633 von dem aus Lindau kommenden Oberst Freiherrn Peter von König, genannt Mohr, von Freiburg in der Schweiz nach heftiger Gegenwehr gestürmt. Da sich bei der Verteidigung der Stadt auch Frauen beteiligt hatten, hielt König ein grausames Strafgericht an Gut und Blut der Bevölkerung. Baumann 3, 183 ff.; Weitnauer II, 202 ff.

[37] Aldringen wurde um die Früchte seiner Erfolge in Oberschwaben gebracht, als der schwedische Feldmarschall Horn aus dem Elsaß heranrückte. Beide Feldherrn vermieden zunächst eine entscheidende Auseinandersetzung. Beide Truppen wurden 1633/34 zur wahren Gottesgeißel für das Land zwischen Donau und Lech und im Allgäu bis hinauf nach Oberstdorf.

[38] Der Rückzug Aldringens war durch das Vordringen Bernhards von Weimar auf Donauwörth von Franken her bedingt.

[39] Am Lech stieß Johann von Werth zu Aldringen. Als Aufgabe erhielt er, mit seinen Reitern München zu decken.

[40] D. h. die Felder für die Winter- und für die Sommersaat.

[41] Aichach wurde wie Landsberg a. L., Kaufbeuren und andere schwäbisch-baierische Landstädtchen wiederholt von den Schweden genommen und wieder verloren, bis es Horn am 4. Juli 1634 in einen Schutt- und Aschenhaufen verwandelte. Binder 26.

[42] Johann von Werth, kurfürstlich baierischer und kaiserlicher General der Kavallerie, geb. um 1595 bei Jülich, gest. am 16. Januar 1652 in Benatek in Böhmen, wuchs als einfacher Bauerssohn, selbst »der ersten Anfangsprima unkundig«, auf und ließ sich als Reitersmann anwerben, um bereits die Schlacht am Weißen Berg bei Prag 1620 mitzumachen. Darauf an den Kämpfen um Jülich unter Spinola beteiligt, wurde er von diesem zum Leutnant befördert. In den nächsten Jahren stand er in Diensten der Liga. 1630 erscheint er als Oberstwachtmeister in einem Regiment Maximilians I. von Baiern. 1632 kämpfte er gegen rebellierende Bauern in Oberösterreich, dann unter Wallenstein gegen Gustav Adolf bei Zirndorf und darauf gegen die Dragoner Oxenstiernas erfolgreich in der Oberpfalz. Bei Herrieden und bei Ansbach machte er sich so verdient, daß er zum Oberst befördert wurde. Überall, bei Eichstätt, in der Fränkischen Schweiz, dann wieder an der Altmühl, überraschten seine blitzartigen, verwegenen Reiterattacken, die freilich die Schweden 1633 noch nicht aus Baiern vertreiben konnten. 1634 zum baierischen Generalwachtmeister zu Roß ernannt, war Werth an der Einnahme von Straubing und Regensburg beteiligt, vor allem aber in der Schlacht von Nördlingen mitentscheidend, weshalb er zum kurfürstlichen Feldmarschalleutnant befördert und vom Kaiser in den Reichsfreiherrnstand aufgenommen wurde. Nach dem Prager Frieden vom 30. Mai 1635 wurde von Werth 1635/36 in der Vorhut eines kaiserlich-spanischen Heeres zum Franzosenschreck. Er kam mit seinen Reitern bis vor Paris. Als sich die Kaiserlichen vor der französischen Übermacht zurückziehen mußten, deckte er mit seiner Reiterei die Nachhut. Darauf General Götz zugeteilt, nahm er den Franzosen die Feste Ehrenbreitstein, um dann gegen Bernhard von Weimar am Oberrhein eingesetzt zu werden. Dabei geriet er am 3. März 1638 in Gefangenschaft. Er wurde nach Paris verbracht und erst am 24. März 1642 gegen den schwedischen General Horn ausgetauscht. Als Reitergeneral finden wir ihn wieder am Rhein, in Württemberg, in Böhmen, dann unter General Mercy neuerdings in Schwaben bei Mergentheim und unweit von Nördlingen. Nach dem Ulmer Separatwaffenstillstand vom 14. März 1647 zwischen Baiern, Frankreich und Schweden geriet v. Werth in schwersten Konflikt mit Kurfürst Maximilian I., da er die baierische Reiterei dem Kaiser zuführen wollte. Als nach der Kündigung des Ulmer Waffenstillstandes die Schweden neuerdings in Baiern einfielen, war Werth wieder zur Stelle. Bei München und bei Rain a. L. schlug er die Schweden im Oktober 1648, bevor der Westfälische Friede seinem unsteten Reiterdasein ein Ende setzte. Er zog sich auf seine ihm vom Kaiser geschenkten Güter in Böhmen zurück, um dort schon 1652 an einem hitzigen Fieber zu sterben. ADB 42, 103 ff.

43 Unter den etwa 250 in Andechs heute befindlichen großen Votivkerzen stammen nur mehr wenige aus der Zeit vor dem 30jährigen Krieg, so die Kerze der Gemeinde Maisach aus dem Jahre 1556, die des Freiherrn Ferdinand von Vehlin von 1594 und die Maximilians I. von Baiern aus dem Jahre 1603. Der alte Kerzenbestand wurde nicht nur 1633 dezimiert, sondern wohl auch durch den großen Kirchen- und Klosterbrand von 1669. R. Wünnenberg, Andechser Votivkerzen, Augsburg 1966.

44 Ramsee war ein Weiler zwischen Erling und Wartaweil am Ammersee mit etwa 40 Einwohnern. Es hatte eine Nikolauskirche mit Sattelturm. In den 40er Jahren des 19. Jh. erwarb ein württembergischer Spekulant ein Anwesen von Ramsee nach dem anderen. Er veräußerte sie 1852 an Christian Wieninger. Dieser verkaufte 1858 den etwa 800 Tagwerk umfassenden Grund und Boden von Ramsee an den bayerischen Staat zur Arrondierung des Staatsbzw. ehemaligen Andechser Klosterwaldes um 85000 fl. Die Gebäulichkeiten des Weilers wurden 1860, das Kirchlein 1864 abgebrochen. Die beiden Kirchenglocken kamen an die Friedenskapelle bei Andechs. Heindl 94 ff.

45 Da es der katholische Klerus von Augsburg ablehnte, sich auf die schwedischen Machthaber vereidigen zu lassen, mußte er die Stadt am 19. Mai 1633 verlassen. Rund 300 Kleriker, darunter 80jährige Priester, wanderten in die Fremde. Lediglich 2 Kapuziner und die Benediktiner von St. Ulrich und Afra durften bleiben. Sie wurden unter den Schutz des protestantischen Stadtrates gestellt. In Rom wegen Zusammenarbeit mit den Protestanten verklagt, entschied sich der Papst für die »Ulrikaner«. Weitnauer II, 200.

46 Pfarrdorf im Landkreis Landsberg a. L.

47 Die letzten Domherren von Augsburg verließen erst im Juli 1633 die Stadt, um nach Füssen zu fliehen. Ihnen gehörte wohl das von den baierischen Reitern bei Hurlach erbeutete Gut. Weitnauer II, 200,

48 Neuburg wurde am 11. September 1633 von Aldringen zurückerobert. Riezler 5, 446.

49 Aichach gewann Aldringen am 13. September 1633 zurück. Riezler 5, 446.

50 Kaiser Ferdinand II. bat am 30. Juni 1633 um spanische Hilfe. Darauf traf der Mailänder Statthalter Herzog Feria mit 9000 Mann am 10. September in Innsbruck ein. Er vereinigte sich am 29. September mit Aldringen in Ravensburg, um mit ihm das von Horn belagerte Konstanz zu entsetzen, was am 3. Oktober 1633 gelang. Ritter 567 f.; Riezler 5, 447.

51 Friedrich Rudolf v. Fürstenberg-Stühlingen, geb. um 1602, studierte a. d. Universität Freiburg i. Br. und wurde trotz seines leichtsinnigen Lebenswandels kaiserlicher Kämmerer und Obristleutnant sowie baierischer Oberststallmeister und Generalwachtmeister. 1631 heiratete er Marie Maximiliane v. Pappenheim. 1632 sandte ihn Kurfürst Max I. zu Verhandlungen nach Polen, 1634 zu den Truppen des Kardinal-Infanten. In der Schlacht v. Nördlingen unterstützte er die Spanier mit seiner Reiterei. Nach dem Tod seiner Frau ehelichte er 1636 Maria Magdalena, Witwe des Rheingrafen Otto Ludwig, und adoptierte dessen Sohn Johann, den man jedoch entführte, um ihn vor katholischer Erziehung zu bewahren. Seit 1639 kaiserl. Hofkriegsrat, geriet er 1648 in Prag in Gefangenschaft, aus der ihn seine

Untertanen um 40 000 fl. freikaufen mußten. Am 26. 10. 1655 starb er zu Datschütz in Mähren. E. Münch, Gesch. d. Hauses u. Landes Fürstenberg 3, Aachen u. Leipzig 1832, 15–45.

[52] Graf Johann Ferdinand Porcia, geb. 1606, gest. 1665, wurde mit Ferdinand III. am Wiener Hof erzogen. Zuerst dessen Kammerherr, dann Kriegsrat, schließlich Landesverweser von Krain, wurde er Gesandter in Venedig und Hofmeister des künftigen Kaisers Leopold I. Unter diesem war er Minister und oberster Hofmeister. 1662 wurde er in den Reichsfürstenstand aufgenommen. Sein Einfluß auf den Wiener Hof und die Staatsgeschäfte war groß, doch nicht immer glücklich. Wurzbach 23, 122.

[53] Der schwedische Oberst Sperreuter überfiel Landsberg am 20. September 1633, um es für seine Aldringen gewährte Unterstützung zu bestrafen. Dabei sollen junge Mädchen, um der Schändung zu entgehen, den Tod durch einen Sprung in die Tiefe gesucht und gefunden haben. Friesenegger erwähnt diese von dem Jesuiten Vervaux berichtete Tat nicht, was jenen recht zu geben scheint, die den Landsberger Jungfernsprung ins Reich der frommen Sage verweisen. Riezler 5, 439.

[54] Prittriching ist Pfarrdorf im Landkreis Landsberg a. L

[55] Oberst Claus Dietrich von Sperreuter war ein von Gustav Adolf sehr geschätzter Truppenführer, dem er sich mit reichen Schenkungen erkenntlich zeigte. So sprach er ihm das Zisterzienserinnenkloster Kirchberg im Ries, das Dorf Wemding, die Burg Neuhaus bei Mergentheim zu. Mit 3 000 Mann hatte er eben verschiedene Gemeinden um Augsburg gebrandschatzt, als J. v. Werth ihn in Prittriching nächtlicherweise überfiel. Binder 15 f.

[56] Eine handschriftliche Augsburger Chronik (Bayer. Staatsbibl. München Cod. germ 4905) schreibt dazu: »Oberst Sperreuter kam einem Kroaten in die Hände, welcher ihm seine gulden Köttin vom Hals gerissen, und weil er sich Kaiserisch ausgeben, entkam er durch den Lech selbs acht, zu dem Müller nach Haunstätten im Hemmat ganz naß, schickte herein [nach Augsburg] um Kleider und ein Pferd.« Binder 16 f.

[57] Kurfürst Johann Georg I. von Sachsen war nie in baierischer Kriegsgefangenschaft. Hier liegt eine Verwechslung Frieseneggers vor.

[58] Nachdem Johann v. Werth dem in Bayern zurückgelassenen Oberst Sperreuter am Lech übel mitgespielt hatte, verfolgte er ihn über die Donau und schlug ihn am 11. Oktober 1633 zwischen Weißenburg am Sand und Gunzenhausen. Dann wandte er sich nach Eichstätt, um es den Schweden wieder abzunehmen. Während er es belagerte, gelang es ihm, den von Franken her zum Entsatz kommenden schwedischen Oberst Taupadel in der Nacht vom 20. auf 21. Oktober bei Spalt zu schlagen. Am 25. Oktober nahm er die Willibaldsburg (Eichstätt) ein. Diese Erfolge konnten den die Donau herabziehenden Bernhard von Weimar nicht daran hindern, Ende Oktober Neuburg zu nehmen und nach Regensburg zu marschieren. Riezler 5, 448.

[59] Der Fall von Regensburg am 14. (nicht 19.) November 1633 lag auch an der völlig unzureichenden Stärke der baierischen Besatzung, letzten Endes aber an der zwielichtigen Haltung Wallensteins, der von Böhmen aus nicht zu Hilfe kam. Riezler 5, 448 ff.; Spindler II, 401.

[60] Es handelte sich um Reiter, die von dem noch im Elsaß operierenden Aldringen zur Verteidigung von Regensburg geschickt wurden, aber zu spät eintrafen. Er selbst kam mit Feria, von Horn verfolgt, nach, und nahm sein Winterquartier in Perchting,

[61] Brunnen ist das Pfarrdorf Unterbrunst im Landkreis Starnberg. Hüter (auch Hitter) war dort seit 1612 Pfarrer, Ordinariatsarchiv Augsburg.

[62] Das Pfarrdorf Scheuring liegt im Landkreis Landsberg a. L.

[63] Herzog Feria (Don Diego de Saavedra y Fajardo) starb am 11. Januar 1634 in München. Ritter 570.

[64] Die Bauern in Schwaben und im westlichen Baiern litten 1633/34 so sehr unter der Besatzung der ligistisch-spanischen Truppen unter Aldringen und Feria, daß sie sich vielfach die Schweden als Befreier herbeiwünschten, obwohl sie unter diesen seit 1632 übergenug schon hatten leiden müssen. Zur Selbsthilfe waren sie physisch und psychisch nicht in der Lage. Dagegen erhoben sich die Bauern in den Gebieten zwischen Isar und Salzach, die bisher vom Krieg verschont geblieben waren, an verschiedenen Orten, so in Burghausen, Wasserburg, Ebersberg, Haag und in der Pflegschaft Griesbach gegen die räuberische kaiserlich-ligistische Besatzung. Es kam zu Unruhen, die Kurfürst Maximilian I. verstehen, aber nicht dulden konnte. Er suchte die Schuldigen zu finden und ließ bei der Sühne Milde und Strenge am rechten Orte walten. S. Riezler, Der Aufstand der baierischen Bauern im Winter 1633 auf 1634, in: Sitzungsberichte der Philos.-philolog. und der historischen Classe der K. B. Akademie d. Wissensch. zu München, München 1901, 33–95.

[65] Heute Oberbrunn im Landkreis Starnberg.

[66] Die Schweden folgten dem nach Baiern zurückberufenen Aldringen und dem Herzog Feria nach und besetzten wieder ganz Oberschwaben. Am 30. März 1634 nahm Horn Kempten, am 14. April Memmingen. Die geistlichen Herrschaften (Kempten, Ottobeuren usw.) wurden vom schwedischen Kanzler Oxenstierna zum Besitz der Krone Schwedens erklärt. Unsagbares Leid kam über das ganze Land. Als die Schweden anfangs September 1634 nach Nördlingen abberufen worden waren, hinterließen sie »im Allgäu ein Heer von Bettlern, geschändete Frauen und Mädchen, verbrannte Höfe, verödete Acker und leere Ställe.« Weitnauer II, 213 ff.; Baumann 3, 190 ff.

[67] Nach anderen Quellen fiel ein Wessobrunner Pater am 5. April 1634 berittenen Schweden der Kaufbeuerer Besatzung auf einem Beutezug in die Hände. Sie sperrten ihn ein, bis für ihn 100 Dukaten Lösegeld bezahlt waren. A. Weitnauer II, 214 f.

[68] Gustav Carlsson Horn, geb. am 23. Oktober 1592 in Oerbyhus (Upland), gest. am 16. Mai 1657 zu Skara, machte seine Universitätsstudien in Rostock, Jena und Tübingen (1608–12), nahm an Kämpfen in Finnland teil, um dann bei Moriz von Oranien in Holland sich in der Kriegskunst weiter ausbilden zu lassen. 1618 kehrte er nach Schweden zurück. Er war dort zunächst bei diplomatischen Missionen tätig, fand aber bald wieder in Livland und Deutschland eine militärische Verwendung. In der Schlacht von Breitenfeld (1631) befehligte er den linken Flügel der

schwedischen Armee. Gustav Adolf nannte ihn seine Rechte Hand. In der Folgezeit führte er die Schweden am Niederrhein, im Trierer Land, dann im Elsaß, in Baden und Schwaben. 1634 wurde er bei Nördlingen vernichtend geschlagen und gefangengenommen. Sieben Jahre in Ingolstadt und Burghausen in Haft, wurde er 1642 gegen Johann v. Werth und zwei andere Generäle ausgetauscht. Er kehrte nach Schweden zurück, wurde nach weiteren militärischen Verdiensten für sein Land gegen Dänemark 1652 Kriegsminister. Horn war sehr gebildet, sprach mehrere Sprachen und schrieb während seiner Gefangenschaft in Baiern »Ducis perfecti munus«. NBG 15, 183 f.

69   Am 12. April 1634 gab Horn den Befehl zur Beschießung Memmingens, am 13. erstürmten die Schweden eine wichtige Schanze der Stadtbefestigung, am 14. wurde die Stadt von der kaiserlichen Besatzung übergeben. Sie durfte mit wehenden Fahnen und klingendem Spiel abziehen. Ein Großteil von ihr trat in den schwedischen Kriegsdienst über. Weitnauer II, 214.

70   Vgl. Anmerkung 41.

71   Hier teilt Friesenegger eine wohl landläufige Beurteilung Aldringens, die geschichtlich nicht gerechtfertigt werden kann. An Aldringens Kaisertreue besteht kein Zweifel. Nachdem er die verräterischen Winkelzüge seines Generalissimus Wallenstein durchschaut und erkannt hatte, war er der drängendste Befürworter von dessen Absetzung. Bis zum Ende des Friedländers († am 25. Februar 1634) war Aldringen zur Durchführung eigener Pläne nicht im Stande. Nun aber suchte er Regensburg zurückzugewinnen. Auf dem Weg dorthin fand er am 22. Juli 1634 auf der Isarbrücke von Landshut den Soldatentod. Riezler 5, 482 f.

72   Johann v. Werth stand zur Zeit des Todes von Aldringen zum Schutze Münchens vor General Horn bei Dachau. Er hatte am 1. April Straubing von den Schweden befreit und suchte mit Erfolg, Horn am rechtzeitigen Erscheinen vor Regensburg zu hindern. Regensburg kapitulierte am 26. Juli 1634.

73   Bei diesen Burgundern handelte es sich um die Reste der spanischen Truppen de Ferias, der am 11. Januar 1634 in München verstorben war. Sie blieben in ihren baierischen Quartieren und machten einmal da, einmal dort die Gegend unsicher, bis der Kardinal-Infant Ferdinand von Spanien im August in München eintraf.

74   Zum Entsatz von Regensburg zu spät gekommen, verblieben die Schweden unter Horn acht Tage lang in Landshut, das sie gründlich plünderten. Darauf zogen sie sich nach der Strategie der verbrannten Erde gegen Augsburg zurück. Dabei scheinen ihre Greueltaten ihren Höhepunkt erreicht zu haben, Nach zeitgenössischen baierischen Berichten zählte man an einem einzigen Tag einmal 300 Brände. Von Andechs aus mit seiner weiten Sicht ins Land waren die Rauchsäulen vieler dieser Brände zu sehen. Riezler 5, 483.

75   Ferdinand von Spanien, Kardinal-Infant und Gouverneur der Spanischen Niederlande, geb. am 17. Mai 1609, gest. am 9. November 1641 in Brüssel, war der dritte Sohn Philipps III. von Spanien und wurde schon sehr jung Erzbischof von Toledo und Kardinal. 1634 kam er mit 10000 – 11000 Mann frischer Truppen von Mailand aus nach Baiern, wo er die kläglichen

Reste des Kriegsvolkes Herzog Ferias übernahm, soweit sie kampffähig waren. Einen kleinen Teil ließ er zurück, der zur Landplage wurde. Am 5./6. September 1634 war er Mitsieger in der Schlacht von Nördlingen. Am 4. November 1634 zog er als Gouverneur der Spanischen Niederlande in Brüssel ein, 1636 wagte er mit Hilfe der deutschen Reitergeneräle v. Werth und Piccolomini einen anfangs erfolgreichen Feldzug nach Frankreich, der bis vor die Tore von Paris führte, doch wegen der Übermacht der Franzosen abgebrochen werden mußte. Bis zu seinem Tod suchte er die Position Spaniens in den Niederlanden mit wechselndem militärischem Glück zu halten. NBG 17, 416 f.

[76] Es handelt sich um den späteren Kaiser Ferdinand III. Dieser war seit 1626 König von Ungarn, seit 1627 auch König von Böhmen.

[77] Donauwörth wurde von Strozzis Reiterei am 16. August 1634 im Sturm genommen. Riezler 5, 484.

[78] Dettenschwang ist Pfarrdorf westlich von Dießen im Landkreis Landsberg a. L.

[79] Bernhard, Herzog zu Sachsen-Weimar, geb. am 6. August 1604 zu Weimar, gest. am 18. Juli 1639 in Neuenburg a. Rh., erhielt eine gute Erziehung, die nicht zuletzt in der protestantischen Auffassung der kirchlichen und politischen Grundsätze der Reformation begründet war. Ernste Studien zu betreiben, war nicht seine Sache. Er wurde Soldat. Schon 1622 kämpfte er bei Wimpfen gegen Tilly. Durch Mißgeschick im dänischen Kriegsdienst nicht entmutigt, schloß sich der ehrgeizige und unruhige Prinz 1631 Gustav Adolf an, der ihn zum Oberst und bald zum General beförderte. Nach erfolgreichen Zügen im Mainzer Rheingau, an den Bodensee und bis ins Allgäu hinein, befehligte er im September 1632 einen Flügel des schwedischen Heeres beim vergeblichen Sturm auf Wallensteins Lager in der Nähe von Nürnberg (Zirndorf). In der Schlacht von Lützen (16. November 1632) rettete er nach dem Schlachtentod Gustav Adolfs den schwedischen Sieg. 1633 erhielt er aus schwedischer Hand die Fürstbistümer Würzburg und Bamberg als Herzogtum Franken zum Lehen. Am 14. November eroberte er Regensburg. Seinen Plan, von dort in Österreich einzufallen, konnte er nicht verwirklichen. Regensburg ging im Juli 1634 wieder an den Kaiser und die folgende Niederlage der Schweden am 6. September 1634 bei Nördlingen, an der er nicht unschuldig war, nahm ihm bald darauf sein Herzogtum Franken. Bernhard suchte und fand nun Anschluß an Frankreich. Er erhielt von Richelieu die Mittel zum Unterhalt von 18000 Mann und die Landgrafschaft Elsaß als Eigentum. In der Folgezeit war er beiderseits des oberen Rheins erfolgreich. Am 3. März 1638 gelang ihm bei Rheinfelden die Gefangennahme von J. v. Werth, am 17. November die Eroberung von Breisach. Doch schon im folgenden Jahr starb er an einer kurzen Krankheit, wahrscheinlich an den Schwarzen Blattern. Nahm bei Bernhard zwar die protestantisch-religiöse Überzeugung eine ihn bestimmende Funktion ein, so war sein Hauptziel doch wie bei so vielen Condottieris des 30jährigen Krieges, zu Landerwerb und politischer Macht zu kommen. Um das zu erreichen, schloß er sich Richelieu,

dem Erzfeind Deutschlands, an, was seinen Zeitgenossen, den baierischen Statthalter Metternich, zu dem verständlichen Urteil kommen ließ, daß er sich damit als »Zerstörer des Weltfriedens und Vernichter seines eigenen Vaterlandes im Dienste Frankreichs ewigwährende Malediktion und Fluch aufgeladen« habe. NDB 2, 113 ff.; Riezler 5, 511.

[80] Johann v. Werth führte nach einem bereits fünf Stunden dauernden Kampf mit seinen Reitern die Entscheidung der Schlacht bei Nördlingen herbei. Von ihm wird gesagt, er habe drei Fähnriche an ihren Fahnen erschlagen und 28 Feinde mit eigener Hand niedergemacht. Seine Reiter nahmen Horn gefangen und erbeuteten allein 115 von den insgesamt 245 den Schweden abgenommenen Feldzeichen und Standarten. Binder 31.

[81] Die wirkliche Zahl der Gefallenen auf schwedischer Seite wird auf 10 000 Mann geschätzt, die des Siegers auf 2 000. Riezler 5, 486.

[82] Bernhard von Weimar wurde verwundet und entging mit knapper Not der Gefangennahme. Binder 30.

[83] Auf kaiserlicher Seite fielen unter anderem der römische Großprior Aldobrandini und der Marquis St. Martin, ebenso der baierische Feldmarschalleutnant Billehe. Riezler 5, 485 f.

[84] Nach der Schlacht bei Nördlingen zogen weitere Teile der noch im Allgäu und in Oberschwaben stehenden 3 000 Mann starken schwedischen Garnisonen ab. Der Rest lebte von Gewalt und Raub. Memmingen und Augsburg mit seiner Besatzung von 1 200 Mann gaben die Schweden noch nicht auf. Weitnauer II, 218, 220, 225.

[85] Die Zahl der Münchener Pestopfer ist von Friesenegger zu hoch beziffert. Adlzreiter schätzt sie auf 15 000. Aber auch diese Angabe kann bei rund 20 000 Einwohnern Münchens zu Beginn des 30jährigen Krieges und bei etwa 15 000 nach dessen Ende nicht zutreffend sein. Doch starben ganze Häuser aus. Ein großes schwarzes Kreuz an den Haustüren bezeichnete sie. In der zweiten Novemberwoche 1634 erreichte die Pest in München mit 213 amtlich registrierten Todesopfern ihren Höhepunkt, um die Mitte des Februar 1635 erlosch sie. Sie dürfte 7 000 Todesopfer gefordert haben. Riezler 5, 498; Weitnauer II, 221; K. Bosl, München, Stuttgart und Aalen 1971, 56.

[86] Auch die Pest forderte ihre Opfer. 1634 starben an ihr 4 664 Augsburger. Weitnauer II, 212.

[87] Der Bischof von Augsburg berichtete 1635 nach Rom, daß von den 2 100 Pfarreien seiner Diözese kaum 200 noch besetzt seien. Manche Pfarrer hätten 10 und mehr Pfarreien zu versehen. In vielen Männerklöstern befänden sich nur mehr 2 bis 3 Ordensleute, manche Klöster seien völlig ausgestorben. Wo früher 1 000 Menschen lebten, lebten jetzt vielleicht nur noch 30. Weitnauer II, 225, 230; Baumann 3, 199 f.

[88] Tatsächlich galten in Augsburg Leichen von Kindern im Säuglingsalter, auch wenn sie an der Pest gestorben waren, als Leckerbissen. Toten, die nicht sofort begraben wurden, schnitten die hungrigen Mitbürger Füße und Brüste und solche Stücke ab, an denen mehr Fleisch ist. Verhungernde schlachteten Verhungernde, um sie zu essen und zu überleben. Tote Kinder wurden von ihren eigenen Müttern verzehrt. In Agawang bei Augsburg

aßen in einem einzigen Hause fünf Frauen menschliche Leichen auf. Eine dieser Frauen fraß ihren eigenen Gatten. Der Pfarrer konnte verhindern, daß drei weitere Leichen, die bereits ins Haus gebracht worden waren, ebenfalls gegessen wurden. Weitnauer II, 229.

[89] Vgl. Anm. 2.

[90] Den 1 200 Mann der schwedischen Besatzung Augsburgs war freier Abzug gewährt worden. Weitnauer II, 221.

[91] Christi-Himmelfahrts-Feier.

[92] Kaiserliche hausten 1635 in Schwaben wie Feinde. So brannten sie am 17. Mai die Kirche und sämtliche Häuser bis auf zwei von Seeg im Allgäu nieder. Im Juni schleppten sie die Pest ins Allgäu ein, an der zwei Drittel der Bevölkerung verstarb. In Füssen erlagen 1 600, in Memmingen über 3 000, in Isny 1 800 der Seuche. Manche Ortschaften wie Kimratshofen starben völlig aus. Weitnauer II, 224; Baumann 3, 200.

[93] Gemeint ist die Gruftkirche in München. Diese hat eine bemerkenswerte Geschichte. Als Herzog Albrecht III. 1440 die Juden aus München verwiesen hatte, schenkte er 1443 deren Synagoge an der heutigen Gruftstraße seinem Leibarzt Johann Hartlieb. Dieser baute sie zu seinem Wohnhaus um und richtete in dessen Keller (Gruft) eine Kirche ein und bald darüber eine zweite. 1491 kam sein Besitz testamentarisch an das Kloster Andechs. Zu Anfang des 17. Jh. entdeckte man durch die plötzlich geheilte Klosterfrau Franziska Kammerloher in der Gruftkirche eine Pieta, die bald große Verehrung bei Hoch und Nieder in München fand. Kurfürst Maximilian I. war oft unter den vielen stillen Betern vor dem Vesperbild. 1750 erfuhr die Gruftkirche eine gründliche Restauration. 1803 wurde sie als Andechser Klosterbesitz säkularisiert und abgebrochen. Kalender 1867, 41 ff.; 1868, 120 ff.; Forster 366 ff.

[94] Kurfürstin Maria Anna ven Baiern, geboren am 13. Januar 1610, gest. am 23. September 1665, war die Tochter Kaiser Ferdinands II. und seiner Gemahlin Maria Anna, der Schwester Maximilians von Baiern, also dessen Nichte. Sie war die zweite Gemahlin Maximilians, dessen erste Ehe mit Elisabeth Renate von Lothringen (gest. am 4. Januar 1635) kinderlos geblieben war. Die Trauung fand am 15. Juli 1635 in Wien statt. Maria Anna schenkte zwei Kindern das Leben, Kurfürst Ferdinand Maria (1636) und Herzog Maximilian Philipp (1638), dem Herrn der Landgrafschaft Leuchtenberg. Für den minderjährigen Ferdinand Maria führte sie von 1651 bis 1655 die Regentschaft in Baiern. Wurzbach 7, 24.

[95] Ferdinand II., Deutscher Kaiser, geboren am 9. Juli 1578 zu Graz, gest. am 15. Februar 1637 in Wien, kam 1590 nach Ingolstadt, wo er bei den Jesuiten eine vortreffliche Ausbildung erhielt und die ihn kennzeichnende katholische Richtung grundgelegt wurde. 1617 wurde er zum König von Böhmen, 1618 zum König von Ungarn und schließlich am 26.8.1619 zum Kaiser gewählt. Eine unbeirrbare katholische Überzeugung und tiefe Frömmigkeit, ausgeprägtes Herrscherbewußtsein, Pflichteifer und Zähigkeit in der Verfolgung seiner Ziele zeichneten ihn aus. NDB 5, 83 ff.; Wurzbach 6, 184 ff.

[96] Die baierischen Unterhändler bei der Brautwerbung Maximilians waren

Graf Paul Andreas von Wolkenstein und Bartholomäus Richel. Wolkenstein starb in Wien kurz nach Beendigung seiner Verhandlungen. Rietzler, 5, 497.

[97] Der Prager Friede wurde am 30. Mai 1635 geschlossen und am 12. Juni im Reich verkündigt. Er legte den Besitzstand der Bekenntnisse nach dem Stand vom 12. November 1627 zunächst auf 40 Jahre fest und hob damit praktisch·das Restitutionsedikt Ferdinands II. von 1629 auf.

[98] Das heißt dem Prager Frieden beitreten.

[99] In einem Bericht des Augsburger Bischofs nach Rom a. d. Jahre 1635 heißt es, daß Augsburg bei seiner Eroberung durch die Schweden 90 000 Einwohner zählte, im Oktober 1635 jedoch nur mehr 16 800. Nach einer anderen Quelle hatte Augsburg am 24. September 1635 noch 16 432 Bewohner. 2216 Wohnungen und Zimmer standen leer. Weitnauer II, 221, 230.

[100] Besonders schlimm hausten die Reiterei und das Fußvolk des wegen seiner Rohheit und Grausamkeit berüchtigten Regimentes Schlick. In Füssen und Umgebung raubten sie Korn und Vieh; vielen wurde heißes Wasser eingeschüttet, andere wurden an den Füßen aufgehängt, zahlreiche Frauen und Mädchen wurden geschändet, mehrere Leute erschossen. »Und war doch alles des Kaisers Volk!« Weitnauer II, 220.

[101] Lichtenberg bei Landsberg am Lech, heute verschwundener Herrensitz, wurde 1379 von den baierischen Herzögen der Witwe Walters V. Freiberg und deren Sohn Heinrich um 4 000 fl. abgekauft. Er diente jahrhundertelang als herzogliches und kurfürstliches Jagdschloß. Riezler 3, 167.

[102] Schloß und Hofmark Haltenberg bei Landsberg a. L. hatte Maximilian I. erst 1619 um 19 000 fl. von dem Augsburger Patrizier Christoph Rehlinger erworben. Riezler 5, 112.

[103] Vgl. Anm. 2.

[104] Unter jenen Andechser Reliquien, die nicht echt sein können, wird auch eine solche vom »Gürtel der seligsten Jungfrau« aufbewahrt. Sie befindet sich in einer silbernen Agraffe an einem silbergestickten Gürtel. Frühere Zeiten hielten die Reliquie für echt. In vertrauensvoller Verehrung gegen die Gottesmutter trug Kurfürstin Maria Anna den Gürtel vor ihrer Niederkunft.

[105] Ferdinand Maria, Kurfürst von Baiern, geb. am 31. Oktober 1636 in München, gest. am 26. Mai 1679 in Schleißheim, wurde nach der dreijährigen Vormundschaftsregentschaft seiner Mutter Maria Anna 1654 regierender Kurfürst. Im Gegensatz zu seinem Vater Maximilian I. und zu seinem Sohn Max II. Emanuel gelang es Ferdinand Maria in über 30jähriger Regierung, seinem Volk und Land den Frieden zu wahren. Seine Friedensliebe wurzelte in einem hohen Verantwortungsgefühl und in einer tiefen Religiosität. Er führte Baiern zu hohem politischen Ansehen und zu wirtschaftlicher und kultureller Blüte. Sein besonderes Interesse galt den Bauern, für die er in Schleißheim die erste baierische Bauernschule gründete. Die Kirche förderte er durch die Wiedererrichtung der 1556 säkularisierten Klöster in der Oberpfalz und durch die Berufung der Theatiner, Ursulinen und Salesianerinnen nach Baiern. Den Karmelitern erbaute er in München am heutigen Promenadeplatz eine Barockkirche, den Theatinern zum Dank für die Geburt

des Thronfolgers St. Cajetan. Mit seiner Gemahlin Adelheid machte er den Münchner Hof wieder zu einem kulturellen Mittelpunkt. Das Musikleben, die Schauspielkunst wie die Architektur (Schloß Nymphenburg) erfuhren eine zielbewußte Förderung. Nach dem Tode seiner Gattin (1676) zog sich Ferdinand Maria mehr und mehr nach Schleißheim zurück. NDB 5,86 f.

[106] Die Schweden hatten sich nach dem Prager Frieden unter General Baner zunächst vor den nun verbündeten sächsisch-kaiserlichen Streitkräften auf die Grenzgebiete Mecklenburgs und der Priegnitz zurückziehen müssen. Am 9. Oktober 1636 errang Baner in der Schlacht von Wittstock einen Sieg, der ihm einen verwegenen Vorstoß nach Thüringen ermöglichte. 1637 mußte er seine Schweden vor der Übermacht der Kaiserlichen und Sachsen wieder nach Pommern zurücknehmen. Ritter 606.

[107] So war Ottobeuren von seinen Mönchen verlassen. Kempten hatte, obwohl es dem Prager Frieden beigetreten war, 1637 viel unter dem kaiserlichen Oberstleutnant Haug und seinen Kroaten zu leiden. Auch Kaufbeuren trug schwer an seiner Besatzung von drei kaiserlichen Kompanien. Die Städte Memmingen, Kempten, Kaufbeuren, Immenstadt, Wangen, Isny und andere hatten zudem drückende Zahlungen zu leisten, die der Kaiser für den Unterhalt seiner Truppen in der Festung Lindau forderte. A. Weitnauer II, 234 f.; Baumann 3, 201.

[108] Bernhard von Weimar hatte im Sommer 1637 bei Rheinau den Rhein überschritten und auf dem rechten Ufer des Flusses bei Wittenweier ein festes Lager aufgeschlagen. Johann v. Werth rückte am 29. Juli von Darmstadt her mit 3000 Mann heran, um den im Solde Frankreichs stehenden Herzog über den Rhein zurückzutreiben. Nach einer Reihe von Gefechten – in einem davon wurde v. Werth durch eine Pistolenkugel in den Backen, die im Halse stecken blieb, schwer verwundet – gab Bernhard von Weimar seine Absicht, in Süddeutschland einzufallen, auf. Er zog sich ins Elsaß zurück und überließ den Brückenkopf bei Wittenweiler den verbündeten Franzosen. Diese aber wurden am 1. November 1637 durch J. v. Werth über den Rhein zurückgeworfen, so daß der baierische Reitergeneral in dem Bewußtsein, »den Rheinstrom wieder freigemacht« zu haben, nach München und Augsburg gehen konnte, um sich die noch im Hals steckende Kugel herausnehmen zu lassen. Binder 64 ff.

[109] Rheinfelden wurde am 28. Februar 1638 entsetzt. Doch kehrte der geschlagene Bernhard von Weimar mit Verstärkungen zurück und überraschte am 3. März die Kaiserlichen unter General Savelli. Dieser und die Generäle Adrian von Enkevort, Claus Dietrich v. Sperreuter wurden mit J. v. Werth gefangen genommen. Sperreuter war einstens gegen J. v. Werth im Felde gestanden. Nach dem Prager Frieden trat er von der schwedischen Seite zur kaiserlichen über. Binder 80 ff.

[110] Es war Herzog Karl IV. von Lothringen mit seiner Gemahlin Nikola. Er hatte 1633 Nancy und sein Land an die Franzosen verloren und war bisher vergeblich bemüht gewesen, es wiederzugewinnen. Fr. Rößler, Sachwörterbuch z. deutschen Geschichte, München 1958, 668.

[111] Johann Graf von Götz, kurbaierischer, dann kaiserlicher Feldmarschall,

geb. 1599 im Lüneburgischen, gest. am 6. März 1645 bei Jankau, wurde protestantisch erzogen. Er kämpfte unter Peter Ernst Mansfeld gegen den Kaiser, um 1626 in die Dienste Wallensteins zu treten. Wie dieser war er Konvertit. 1628 befehligte er auf Rügen. Durch die leichtsinnige Übergabe der Insel an die Schweden erleichterte er es Gustav Adolf, auf deutschem Boden Fuß zu fassen. 1632 nahm er an der Schlacht bei Lützen teil, 1634 zeichnete er sich in der von Nördlingen besonders aus. 1636 übernahm er als baierischer Feldmarschall eine kaiserliche Armee, die in Hessen, vor Koblenz und in Westfalen kämpfte und nach der unglücklichen Schlacht von Wittstock am 9. Oktober 1636 den Kaiserlichen gegen Baner erfolgreich zu Hilfe eilte. 1637 zurückberufen, um die Südwestgrenze gegen Bernhard von Weimar zu decken und Breisach zu entsetzen, erlitt er von Savelli verschuldete Niederlagen bei Wittenweier (9. August) und bei Blamont (7. November 1638), die den Fall von Breisach besiegelten. Der Verdacht auf Verräterei, in den Götz fiel und der Kurfürst Maximilian I. veranlaßte, den Feldmarschall verhaften und nach Baiern bringen zu lassen, bestätigte sich nicht. Götz wurde am 17. August 1640 freigesprochen. Er trat nun in kaiserliche Dienste über, erhielt 1643 das Kommando über das kaiserliche Heer in Schlesien, kämpfte 1644 in Ungarn und wurde 1645 nach Böhmen gegen die Schweden unter Torstenson gerufen. Im Kampf gegen diesen fiel er in der Schlacht von Jankau am 6. März 1645. Götz war ein tapferer Offizier mit reichen Kriegserfahrungen, doch kein ausgesprochenes Feldherrntalent. Daß er durch den Krieg verwildert und trunksüchtig war, reiht ihn unter die unerfreulichen Gestalten seiner Zeit ein. ADB 9, 510 f.

[112] Breisach wurde am 17. Dezember 1638 von seinem Kommandanten Feldzeugmeister Heinrich von Reinach übergeben, nachdem seine Besatzung von 1632 auf 450 Mann zusammengeschmolzen war. Bernhard von Weimar gewährte den tapferen Verteidigern freien Abzug mit allen militärischen Ehren. Riezlers 5, 526 f., 530.

[113] Johann Baner, auch Banier oder Banner, geb. am 23. Juni 1595, gest. am 20. Mai 1641 in Halberstadt, entstammt einer alten schwedischen Familie, erhielt eine gute Erziehung und trat 1615 in den Militärdienst. 1626–29 zeichnete er sich in Polen und Rußland aus, 1630 wurde er General. Mit Gustav Adolf kam er nach Deutschland. 1632 wurde er bei Nürnberg schwer verwundet. Nach dem Tod Gustav Adolfs übernahm er den Befehl über ein schwedisches Armeekorps, 1634 fiel er in Böhmen ein als »Schreck der Kaiserlichen«. Die Niederlage der Schweden bei Nördlingen (Sept. 1634) zwang ihn zum Rückzug aus Böhmen, der Prager Friede führte ihn bis nach Mecklenburg zurück. Sein Sieg über die Sachsen bei Wittstock (24. Sept. 1636) ermöglichte ihm einen Vorstoß bis nach Thüringen. 1638 mußte er sich erneut nach Norden absetzen. Am 4. April 1639 bei Chemnitz siegreich, fiel er wieder in Böhmen ein. Im Winter 1640/41 stand er vor Regensburg, wo der Reichstag tagte. Zur Umkehr und Räumung der Oberpfalz gezwungen, starb er, entkräftet durch die Strapazen des Krieges und ein ausschweifendes Leben. Er war einer der erfahrensten und fähigsten schwedischen Generäle, doch grausam und hemmungslos. NBG 4, 351 f.

[114] Herzog Albrecht, der Leuchtenberger, jüngster Bruder Kurfürst Maximilians I., geb. 1584, führte mit Kurfürstin Maria Anna 1551–54 die Vormundschaft über Kurfürst Ferdinand Maria. Er starb 1666.

[115] Albrecht Sigismund, geb. 1623, gest. 1685 als Bischof von Freising und Regensburg und als Propst des Kollegiatstiftes Altötting.

[116] Abt Michael Einslin, geb. um 1580 in Kempten, gest. am 23. August 1640 in Andechs, legte am 7. Dezember 1597 Profeß ab und studierte dann an der Universität Ingolstadt. Am 23. August 1610 wurde er zum Abt von Andechs erwählt. Er war wohl der bedeutendste Abt auf dem Hl. Berg. Unter ihm wurde Andechs ein Mittelpunkt geistiger und wissenschaftlicher Bestrebungen. Die Wallfahrt brachte um 1625 jährlich 100000 Pilger nach Andechs. Einslin war ein besonderer Beförderer der 1617 von den Benediktinern übernommenen Universität Salzburg. Auch an der Rekatholisierung der Oberpfalz ab 1627 war er beteiligt. Seine Bemühungen uns die Errichtung einer baierischen Benediktinerkongregation brachten ihn in Konflikt mit dem Augsburger Bischof Heinrich von Knöringen, der ihn am 14. Januar 1631 in Dillingen in Arrest setzen ließ und suspendierte, was Kurfürst Maximilian veranlaßte, sich energisch für ihn einzusetzen. Die Haftentlassung erfolgte am 23. Januar, die Aufhebung der Suspension erst am 17. Mai 1631. Während des Bauernaufstandes 1633/34 im bayerischen Oberland war er auf Ersuchen des Kurfürsten als Vermittler tätig. Sattler 355.

[117] Der baierische General Mercy hatte eben seine Truppen in Franken Winterquartiere nehmen lassen, als Baner in der Oberpfalz einbrach und gegen Regensburg marschierte. Als dieser am 22. Januar 1641 vor der Donaustadt erschien, stand Mercy bei Kelheim. Die zugefrorene Donau ermöglichte Baner den Übergang über den Strom und einen Beutezug donauabwärts bis in die Nähe des Klosters Schlägl in Oberösterreich. Riezler 5, 551.

[118] Paring im Lkr. Rottenburg a. d. Laber, Niederbayern, eine schon im 8. Jh. beurkundete, zum letztenmal 885 genannte Abtei, wurde 1141 Augustiner-Chorherrenstift, dessen letzter Propst Matthias 1545 starb. Nachdem das Stift von Rom für ausgestorben und aufgehoben erklärt und den baierischen Herzögen zugesprochen worden war, schenkte es Wilhelm V. im Jahre 1596 dem Benediktinerstift Andechs, das nun eine Propstei errichtete, die bis zur Säkularisation 1803 bestand. Das Kloster ging in Privatbesitz über und wurde 1852 größtenteils abgerissen. Kalender 1874 59 ff.; Sattler 292 ff.; Die Kunstdenkmäler v. Bayern, Niederbayern XXII, München 1930, 171 ff.

[119] Baner trat am 27. Januar 1641 nach einer Beschießung Regensburgs mit 500 Kanonenkugeln den Rückzug an. Er wandte sich vorerst nach Cham, das ihm kampflos übergeben wurde. Von hier aus drangsalierten seine Schweden gegen 9 Wochen lang die Oberpfalz mit Brand und Raub. Riezler 5, 551.

[120] Die baierischen Truppen unter Kaspar Mercy hatten eine Stärke von 8000, die Kaiserlichen unter Erzherzog Leopold eine solche von 12000 Mann.

[121] Mercy überfiel zunächst bei Neukirchen Oberst Slange und nahm ihm den Troß. Dann schloß er mit Erzherzog Leopold die Schweden Slanges in Neun-

kirchen v. Wald ein. Sie mußten sich mit ihrem Oberst am 21. März ergeben.

[122] Nach dem Erfolg Mercys in Neunburg v. Wald verließ Baner fluchtartig Cham und zog sich in Gewaltmärschen durch Böhmen nach Zwickau in Sachsen zurück. Er starb am 20. Mai 1641 nicht in Böhmen, sondern in Halberstadt. Riezler 5, 552.

[123] Siehe Anmerkung 2.

[124] Ferdinand III., Kaiser, geb. am 13. Juli 1625 in Graz, gest. am 2. April 1657 in Wien, wurde 1626 König von Ungarn, 1627 König von Böhmen, 1636 Römischer König und 1637 Deutscher Kaiser. Nach dem Tode Wallensteins Generalissimus der Kaiserlichen, gelang ihm die Rückgewinnung Regensburgs und der Sieg von Nördlingen (1634). Am Zustandekommen des Prager Friedens (1635) war er beteiligt, ihn zu wahren, war sein Bestreben. Er setzte die Politik seines Vaters fort, war im wechselvollen Kampf gegen die Schweden und Franzosen schließlich der Schwächere und beendete den 30jährigen Krieg im Westfälischen Frieden (1648). Durch die Heirat seiner Schwester Maria Anna war Ferdinand III. der Schwager seines Vetters Maximilian I. v. Baiern. Als Herrscher war er pflichteifrig und selbständig, wenn auch bewußt seinen Ratgebern aufgeschlossen. Er interessierte sich sehr für Mathematik und für die Naturwissenschaften und war ein großer Freund der Musik. NDB 5, 85 f.

[125] Johann v. Werth wurde am 24. März 1642 gegen den Schwedengeneral Gustav Horn und 60000 fl. Lösegeld auf der Schutterbrücke bei Dinglingen unweit von Lahr ausgetauscht. Nach einer handschriftlichen Augsburger Chronik kam er am 3. April nach Augsburg, um am 4. nach München weiterzureisen. Binder 104 f.

[126] Die Befürchtungen Abt Frieseneggers bewahrheiteten sich am 3. Mai 1669, als der Blitz in den Kirchturm fuhr, zündete und Kirche und Kloster größtenteils zerstörte.

[127] Es war am 2. November 1642, als Erzherzog Leopold, der das von Leonhard Torstenson belagerte Leipzig entsetzen wollte, trotz seiner Überlegenheit eine so vernichtende Niederlage erlitt, daß sich nur Reste seines Heeres nach Böhmen retten konnten. Riezler 5, 558.

[128] Diese Furcht war zunächst gegenstandslos, da sich Torstenson gegen Dänemark wandte, das er für seine kaiserfreundliche Haltung bestrafen wollte. Riezler 5, 558,

[129] P. Georg Strohschneider, ein gebürtiger Münchener, hatte 1626 unter Abt Michael Einslin in Andechs Profeß abgelegt. Sattler, 825

[130] Ende 1642 bezog der französische Marschall Guébriant in Württemberg Winterquartiere. J. v. Werth, von Kurfürst Maximilian I. zur Deckung Frankens eingesetzt, überfiel nun mit seinen Reitern einmal diesen, einmal jenen von den Franzosen besetzten Ort und schwächte Guébriant so sehr, daß er sich unter schweren Verlusten aus Schwaben zurückziehen mußte. Binder 114 ff.

[131] Rottweil kapitulierte am 18. November 1643 vor den Franzosen. Riezler 5, 565.

[132] Das Jahr 1643 ist eines der ruhmreichsten Jahre in der Kriegsgeschichte der

Baiern. Nicht weniger als dreimal vereitelten sie in diesem Jahre den Versuch Marschall Guébriants, in ihr Land einzufallen. Hatte J. v. Werth die Franzosen aus ihren Winterquartieren in Württemberg vertrieben, so scheiterte im Juli 1643 ein zweiter Vormarsch der Franzosen bei Ravensburg. Sie mußten sich vor dem baierischen Heerführer Franz Mercy bis über den Rhein zurückziehen. Der dritte Vorstoß erfolgte im November durch das Kinzigtal gegen den oberen Neckar. Er endete am 25. November bei Tuttlingen mit einer völligen französischen Niederlage. Riezler 5, 562 ff.

[133] Graf Josias von Rantzau, geb. am 18. Oktober 1609 auf Bothkamp (Holstein), gest. am 14. September 1650 in Paris, ist eine der abenteuerlichsten Figuren des 30jährigen Krieges. In jungen Jahren stand er in niederländischen, dann in dänischen Diensten, dann bei den Schweden, den Kaiserlichen und wieder bei den Schweden, bis er 1635 zu den Franzosen überwechselte und katholisch wurde. Er focht nun bald am Rhein, bald in Flandern und in der Picardie. Er verlor im Feld ein Auge, ein Ohr, einen Arm und ein Bein. Zweimal geriet er in Gefangenschaft. 1645 wurde er zum Marschall von Frankreich, 1646 zum Gouverneur von Dünkirchen ernannt. Subversiver Tätigkeit verdächtigt, ließ ihn Mazarin gefangensetzen, aber bald wieder frei. ADB 27, 281; NBG 41, 599 f.

[134] Reinhard von Rosen war altgedienter schwedischer Oberst.

[135] Der baierische Dragoneroberst Wolf zeichnete sich als tapferer Offizier vielfach aus. 1640 besetzte er Speyer und eroberte Landau und Germersheim. Darauf wurde er zum Schutz von Aschaffenburg abberufen. Bald nachher finden wir ihn als Eroberer von Oberursel. 1643 leitete sein Angriff am 24. November den Sieg von Tuttlingen ein. Ferner zeichnete er sich in der Schlacht von Freiburg am 3. und 5. August 1644 aus. Am 1. Dezember 1644 fiel der »in seiner Spezialwaffe unersetzliche«, Oberst im Sturm auf Bensheim. Riezler 5, 533, 536, 566, 568, 576, 579.

[136] Während es den baierischen Truppen unter dem genialen Mercy gelang, den Franzosen 1643 bei Tuttlingen und am 3. und 5. August 1644 in der Doppelschlacht von Freiburg i. Br. schwere Niederlagen beizubringen, mußte sich Gallas mit seinem gegen die Schweden eingesetzten Heer im Sommer 1644 unter großen Verlusten aus Holstein zurückziehen. Er wurde in Magdeburg eingeschlossen. Torstenson fiel in Sachsen ein und bedrohte Böhmen. Das veranlaßte Maximilian I., in schlecht gelohnter Bündnistreue gegen den Kaiser, Mercy anzuweisen, »alle Operationen zu unterlassen, da von seiner Armada die Salvierung des Reiches abhänge«. Dadurch wurde Condé die Möglichkeit gegeben, Worms, Mainz, Oppenheim, Kreuznach zu besetzen. Riezler 5, 578.

[137] Innozenz X. (Giambattista Pamfili), geb. am 6. Mai 1574 in Rom, gest. am 7. Januar 1655 in der Ewigen Stadt, wurde 1604 Auditor der Rota, 1621 Nuntius in Neapel, 1626 Nuntius in Spanien, 1627 Kardinal und Präfekt der Konzilskongregation, am 15. September 1644 Papst. Er brach die Macht der Barberini, erhob Protest gegen die die Rechte der Kirche verletzenden Bestimmungen des Westfälischen Friedens (1648), verurteilte 1653 den Jansenismus. Leider stand er unter dem verhängnisvollen Einfluß

der Witwe seines Bruders, Olympia Maidalchini, einer habsüchtigen, alle und alles beherrschenwollenden Frau.

[138] Lennart Torstenson, Graf von Ortala, geb. am 17. August 1603 auf Schloß Tortena, gest. am 7. April 1651 in Stockholm, war mit 15 Jahren Page bei König Gustav Adolf. 1626 wurde er Hauptmann im Gardekorps, 1630 kam er als Artillerieoberst mit seinem König nach Pommern und nahm 1631 an der Schlacht bei Breitenfeld teil, ebenso an der Erstürmung der Feste Marienberg über Würzburg. 1632 kämpfte er bei Rain a. L. gegen Tilly, dann als Kommandeur der Artillerie bei Zirndorf gegen Wallenstein. Am 24. August 1632 gefangengenommen, verbrachte er 6 Monate Haft in Ingolstadt. Nach der Schlacht von Lützen ausgetauscht, focht er 1634 unter Horn bei Landsberg a. L., später unter Baner. Er kommandierte die Artillerie der siegreichen Schweden in den Schlachten von Wittstock (1636) und Chemnitz (1639). Nach dem Tode Baners i. J. 1641 wurde er Oberbefehlshaber der schwedischen Armee. 1642 schlug er bei Breitenfeld (Leipzig) Piccolomini, 1644 bei Jüterbog Gallas, 1645 bei Jankau Hatzfeld. Dann gab er den Oberbefehl an Wrangel ab, kehrte gichtkrank nach Schweden zurück, wo er 1648 Generalgouverneur von Pommern und der schwedischen Westprovinzen wurde. Torstenson war einer der fähigsten schwedischen Heerführer, berühmt vor allem durch die Schnelligkeit seiner Operationen. NBG 45, 510 ff.

[139] Gemeint ist die Schlacht bei Jankau, in der der kaiserliche Feldmarschall Götz fiel und Hatzfeld durch Torstenson gefangen genommen wurde.

[142] Torstenson drang durch Mähren bis an die Donau vor. Er stand am 24. März in Krems. Riezler 5, 581.

[141] Kaiser Ferdinand III. bat in seiner Bedrängnis Maximilian I. flehentlich um ein Hilfskorps von etwa 5000 Mann. Er bot 3 Tonnen Gold und als Pfand dafür Landabtretungen. Der baierische Kurfürst konnte dem Anerbieten des Kaisers nicht entsprechen, da er im Westen den Anmarsch Turennes und Condés zu erwarten hatte. Riezler 5, 581.

[142] Franz Freiherr von Mercy, baierischer Generalfeldmarschall, angeblich in Longwy um 1588 geboren, gest. am 3. August 1645 in Alerheim, entstammte einem lothringischen Adelsgeschlecht. Seine Eltern sind nicht bekannt, über seinen Werdegang wissen wir nichts. 1631 kämpfte er als Obristwachtmeister bei Breitenfeld, 1633 war er Obrist in Konstanz, 1634 verteidigte er Rheinfelden gegen die Schweden. Zum kaiserlichen Feldwachtmeister aufgerückt, bewährte er sich im Elsaß. 1638 trat er als Generalzeugmeister in baierische Dienste. Er stand 1641 Baner gegenüber und zwang ihn vor Regensburg zum Rückzug. 1642 zeigte er sein Feldherrntalent in der Vertreibung der Franzosen aus Württemberg, dann in den Schlachten von Tuttlingen am 25. November 1643, Freiburg i. Br. am 3. und 5. August 1644 und Mergentheim am 5. Mai 1645. Sein Tod auf dem Schlachtfeld von Alerheim war für Baiern ein unersetzlicher Verlust. ADB 21, 414 ff.; Riezler 5, 582.

[143] Neben Rosen und Schmidtberg wurden die Generäle Viscount de la Met und Passage mit 79 Offizieren und 2600 Mann gefangengenommen. 59

Fahnen und Standarten, 6 Kanonen und das ganze Gepäck fielen als Beute zu. Riezler 5, 582.

[144] Gottfried Huyn Graf von Geleen und Amstede, geb. in Flandern, kurbaierischer und kaiserlicher General, trat 1615 als Freiwilliger bei den kaiserlichen Truppen in Italien ein, diente aber seit 1618 Maximilian I. von Baiern im Regiment Anholt. Er nahm unter Tilly an der Belagerung und an der Schlacht von Breitenfeld (1631) teil. 1632 zeichnete er sich durch die Verteidigung von Wolfenbüttel aus. 1633 erhielt er in Westfalen ein selbständiges Kommando über 10000 Mann, das er bis 1636 innehatte und mit viel Glück führte. Unter Götz und Hatzfeld half er, Baner an die Ostsee zurückzudrängen. Ab 1639 war Geleen Kommandeur der Kaiserlichen am Rhein. 1641 rückte er mit Mercy gegen Regensburg vor und half, die Oberpfalz von Baner zu befreien. 1644 stieß er zu Mercy, um Condé von Baiern fernzuhalten. In der Schlacht von Alerheim am 3. August 1645 gefangen, doch bald wieder ausgetauscht, machte ihn Maximilian an Stelle von Mercy zum Oberbefehlshaber des baierischen Heeres. Nach dem Ulmer Waffenstillstand zwischen Baiern und Frankreich 1647 nahm Geleen seinen Abschied. Er zog sich nach Flandern zurück und starb 1657 in Maastricht. ADB 8, 534.

[145] Die Franzosen hatten in Alerheim taktisch einen Pyrrhussieg errungen; durch ihre hohen Verluste waren sie so angeschlagen, daß sie ihre Absicht, in Baiern einzufallen, aufgeben mußten. Condé kehrte krank nach Frankreich zurück, Turenne versuchte eine Belagerung von Heilbronn, zog sich aber dann vor einer neuen Offensive der Baierisch-Kaiserlichen unter Geleen bis über den Rhein zurück. Ende 1645 hatten die Franzosen alle ihre Eroberungen auf dem rechten Rheinufer verloren. Riezler 5, 588.

[146] Turenne war am 15. Juli 1646 bei Wesel über den Rhein gegangen und hatte sich anfangs August bei Fritzlar mit den Schweden Wrangels vereinigt. Die Unfähigkeit des Kaiserbruders Leopold Wilhelm öffnete dem Feind, an Friedberg in der Wetterau vorüber, den Weg nach Franken und Baiern. Am 8. September ergab sich Schorndorf/Wttbg. Turenne, Dinkelsbühl und Nördlingen Wrangel. Statt den Franzosen und Schweden zu folgen, suchte sie Erzherzog Leopold durch einen Vorstoß gegen Limburg von Baiern abzuziehen. Im September besetzte Wrangel Donauwörth, Turenne Lauingen. Riezler 5, 599 f.

[147] 700 Mann des neugebildeten Grünen Jägerregimentes und 600 Mann der Landwehr wurden zur Verteidigung des Lechüberganges nach Rain verlegt.

[148] Maximilian I. verließ am 7. September 1646 München. Riezler 5, 600.

[149] Leopold Wilhelm, Erzherzog von Österreich, Bruder Kaiser Ferdinands III., geb. am 6. Januar 1614 in Graz, gest. am 20. November 1662 in Wien, war als nachgeborener Prinz für den geistlichen Stand bestimmt und wurde mit 11 Jahren 1625 Bischof von Straßburg und Passau, 1626 Bischof von Halberstadt, 1628 Bischof von Olmütz und Deutschmeister, 1655 Bischof von Breslau. 1639 übernahm er den Oberbefehl über die Kaiserlichen. Es dürfte wenig Kaiserliche geben, die mit so wechselhaftem Glück Krieg geführt haben wie er. Nach anfänglichen Erfolgen gegen Baner 1641 vor Regensburg und bei der Verfolgung der Schweden bis in die Lausitz

sowie 1642 bei ihrer Vertreibung aus Schlesien brachte ihm Torstenson am 2. November 1642 bei Leipzig eine vernichtende Niederlage bei, die ihn den Oberbefehl abgeben ließ. 1645 wieder Generalissimus, gelang ihm die Rettung Österreichs vor den Schweden. 1646 dagegen konnte er den Einfall Turennes und Wrangels in Baiern nicht verhindern. Er legte deshalb den Oberbefehl nieder, um 1647 spanischer Statthalter der Niederlande zu werden. Jahrelang war er als solcher in beständigem Kampf mit den Franzosen, bis er 1654 – zuletzt reich an Mißerfolgen – nach Wien zurückkehrte. Nunmehr widmete er sich der Verwaltung seiner Bistümer und staatspolitischer Tätigkeit. Seine besondere Liebe galt der Kunst. Wurzbach 6, 444 ff.; ADB 18, 402 ff.

150 Hier teilt der Abt Friesenegger das allgemeine Volksempfinden in Baiern, das in seiner Treue zu den Wittelsbachern allem Habsburgerischen und Kaiserlichem mit größtem Vorbehalt, ja mit vorgefaßter Antipathie begegnete und Vorurteilen gegen Österreich nur zu sehr zugänglich war.

151 P. Franz Eberhart aus Weingarten, Profeß in Andechs am 18. September 1610, gest. am 13. November 1664. Sattler 826.

152 Fr. Johannes Schöffmann, Profeß 1631 in Andechs, gest. 19. Januar 1688. Sattler 827.

153 Rain am Lech wurde am 21. September 1646 übergeben. Seine Besatzung von 1440 Mann erhielt freien Abzug nach Ingolstadt. Riezler 5, 600.

154 Das kaiserlich-baierische Heer unter Erzherzog Leopold und Geleen, das 13000 Reiter und 12000 Mann zu Fuß zählte, rückte von Dachau aus zum Entsatz von Augsburg heran, nachdem der Erzherzog seine Obersten in Freising beichten und kommunizieren hatte lassen. Auch eine Bittprozession um das Gelingen seines Angriffes war auf seine Anweisung hin abgehalten worden. Am 12. Oktober erschien Leopold vor Augsburg und zwang den Feind nach 19tägiger Belagerung zum Abzug. Riezler 5, 601 f.

155 Nach der Befreiung Augsburgs machte Erzherzog Leopold einen großen Fehler. Statt die Entscheidung mit dem Feind zu suchen, wandte er sich westwärts bis über die Iller im Glauben, ihm den Nachschub unterbinden zu können. Das gab den Schweden und Franzosen die Möglichkeit, sich in Baiern noch besser festzusetzen. So eroberten sie am 9. November Landsberg a. L., das einer Plünderung anheimfiel und eine französische Besatzung erhielt. Riezler 5, 602,

156 Fest des hl. Benedikt am 21. März.

157 Gemeint sind die Münchner Franziskaner.

158 Den Ulmer Waffenstillstand vom 14. März 1647 zu schließen und sich damit nach 27jährigem Bündnis vom Kaiser zu trennen, war Maximilian I. sehr schwer gefallen. Doch erleichterte ihm die starre Haltung Wiens in den vom päpstlichen Nuntius angeregten bisherigen Verhandlungen diesen Schritt. Außerdem seufzte Baiern zunehmend unter den Wechselfällen des Krieges und unter den Übergriffen der feindlichen, aber nicht weniger auch der kaiserlichen Soldateska. Letzterer jüngste Grausamkeiten in der Oberpfalz hatten Max I. die Klage erpreßt, man scheine es von der kaiserlichen Seite mit Gewalt zum Bruche treiben zu wollen. Dort hatten ent-

menschte Kaiserliche die Bevölkerung maßlos mißhandelt. Viele wurden zu Tode geprügelt, vielen schlug man Arme und Beine ab, anderen goß man den Schwedentrunk aus Kot und Odel ein. Ja, einer wurde gezwungen seine eigenen ihm abgeschnittenen, in Schmalz gebackenen Ohren aufzuessen. Zunehmende finanzielle Schwierigkeiten machten es zudem Maximilian immer ratsamer, an einen Waffenstillstand zu denken. Auf die Vorwürfe des Kaisers wegen seines Handelns entgegnete der Kurfürst, er habe unmöglich sich, sein Land und Volk für den Kaiser und sein Haus als Brandopfer darbringen können. Riezler 5, 607 ff.

159 Gewiß immer wieder eine militärische »Hoffnung« Max I. war Johann von Werth doch nicht der »Liebling« des baierischen Kurfürsten. Im Gegenteil, der das Leben in vollen Zügen genießende, verschwenderische Werth, »ein unvergleichlicher Trinker, ein Meister im Schnupf- und Rauchtabak« mußte dem Wesen des Kurfürsten fremd bleiben. So erkenntlich sich dieser dem General immer wieder zeigte, so war er doch überzeugt, dass die Fähigkeiten des Lesens und Schreibens kaum kundigen v. Werth nicht ausreichten, um es verantworten zu können, ihn als Feldmarschall an die Spitze des baierischen Heeres zu stellen. Zweimal sah sich der General um seine Hoffnung auf den baierischen Oberbefehl gebracht, einmal 1645 nach dem Schlachtentod v. Mercys, dann – trotz seiner Bewerbung – wieder nach dem Rücktritt Gleens am 26. März 1647. Verletzter Ehrgeiz scheint ausschlaggebend für Werths Meuterei gewesen zu ein. Unter den genannten Offizieren war Graf Spaur Werths Schwager, Spork als Generalwachtmeister sein engster Mitarbeiter, Salm sein Verbindungsmann zum Kaiser, Creuz ein Werth blind ergebener roher Haudegen. Riezler, Johann v. Werth 38 ff., 193 ff.; Heilmann, Kriegsgeschichte II, 1120, 1128 f.

160 Werths und seiner Verschworenen Soldaten verweigerten getreu ihrem Fahneneid ihren meuternden Offizieren die Gefolgschaft. Sie waren auf den baierischen Kurfürsten, nicht auf den Kaiser vereidigt. Werth und die hohen Offiziere waren sowohl Maximilian I. wie auch dem Kaiser eidlich verpflichtet. Das mag v. Werth in Gewissenskonflikt gebracht haben. Er hätte aber seinen Dienst quittieren und in das kaiserliche Heer übertreten können. Sich bereitzufinden, im Auftrag des Kaisers Kurfürst Maximilian gefangen zu nehmen und seine Absetzung durch den Kaiser damit einzuleiten, bleibt die Schande v. Werths. Max I. ächtete ihn am 4. Juli 1647 und setzte auf seinen Kopf 10000 Reichstaler, auf Spork und andere Rädelsführer 1000 Reichstaler aus. Außerdem wurde die Werth früher geschenkte Hofmark Bodenstein (Opf.) eingezogen. Kaiser Ferdinand III. hob die Acht auf, unterstellte Werth die gesamte kaiserliche Reiterei und schenkte ihm die Herrschaft Benatek in Böhmen. Riezler 5, 620 f.; ders., Johann v. Werth 38 ff., 193 ff.; Heilmann, Kriegsgeschichte II, 1030.

161 Ferdinand III. befahl am 10. Juli 1647 den baierischen Truppen, »deren Umkehr er mit Befremden gehört«, zu seinem Heer zu stoßen. Am 14. Juli wiederholte er von Pilsen aus diesen Befehl. Jedesmal begegnete der Kaiser tauben Ohren, ein Ruhmesblatt für die baierischen Soldaten. Riezler, Johann v. Werth 215.

[162] Max I. nannte als Gründe für seinen Rücktritt vom Ulmer Waffenstillstand mit den Schweden ihre maßlosen Forderungen für die Entlassung ihres Heeres – 20 Millionen Reichstaler –, ihr Bestreben, ihn aus dem Fürstenstaat zu vertreiben, dann ihr kriegerisches Verhalten gegen das in den Ulmer Vertrag einbezogene Köln. Riezler 5, 629.

[163] Am 2. September 1647 hatte Baiern in Passau den Wiederanschluß an den Kaiser vereinbart, was Ferdinand III. und Maximilian I. am 7. September ratifizierten. Das baierische Heer wurde wieder mit dem kaiserlieben vereinigt, blieb aber unter eigenem Kommando. Der Kurfürst war berechtigt, seine Truppen jederzeit zum Schutz seines Landes abzurufen. Der Kaiser versprach, nie wieder zu versuchen, dem Kurfürsten Truppen abspenstig machen zu wollen usw. Riezler 5, 629 f.

[164] Es handelte sich um die im Lechrain dem Kloster Andechs zinspflichtigen Höfe in Stadl, Pflugdorf, Stoffen, Greifenberg, Prittriching.

[165] Ein Teil des baierischen Heeres, 8 Regimenter Fußvolk und 4 Regimenter Reiterei, unterstützt von zwei kaiserlichen Regimentern zu Fuß, begann am 27. September 1647 die Belagerung von Memmingen, das im Ulmer Waffenstillstand an die Schweden abgetreten worden war. Erst nach mehreren vergeblichen Stürmen und nach über 5000 Kanonenschüssen wurde die Übergabe der Stadt am 23. November erreicht. Der schwedische Kommandant Sigmund Przyemsky und seine Besatzung erhielten freien Abzug. Riezler 5, 635.

[166] Diese Kunde traf nicht zu. Wenn die Franzosen sich in Baiern etwas zurückhielten, so hatte das seinen Grund in den mit Mazarin geführten Verhandlungen. Maximilian I. hatte am 14. September 1647 nur den Schweden den Ulmer Vertrag aufgekündigt.

[167] Die Zurücknahme des Ulmer Waffenstillstandes durch die Franzosen wurde am 29. Dezember 1647 durch einen Trompeter Turennes in München überbracht. Riezler 5, 632.

[168] Die baierisch-kaiserliche Armee unter Melander bezog nach ihrem Donauübergang hei Donauwörth Stellungen zwischen Wertingen und Günzburg, um die Illerlinie zu behaupten. Dabei hauste sie, um sich zu verproviantieren, unmenschlich gegen die Landbevölkerung im baierischen Hinterland, ja unmenschlicher als der Feind. Riezler 5, 637.

[169] Dieses Treffen fand bei Zusmarshausen statt. Es kostete den Kaiserlichen und Baiern 2000 Mann an Toten, Verwundeten und Gefangenen, 6 Kanonen, 6 Standarten und mehrere hundert Wagen und Pferde. Riezler 5, 638.

[170] Reichsgraf Peter Melander Holzappel oder Holzapfel, geb. 1585, gestorben am 17. Mai 1648 in Augsburg, stammte aus kleinbäuerlicher Familie und war Calvinist. In Holland militärisch ausgebildet, stand er in venetianischen und schweizerischen Kriegsdiensten Von 1633–40 führte er die hessen-kasselschen Truppen. 1641 wurde er Reichsgraf, 1642 kaiserlicher Feldmarschall und war zuletzt Generalissimus im Dienst Ferdinands III. Er war ein Mann von riesenhaftem Wuchs und finsterem Wesen, derb, eigensinnig und hochfahrend. Der baierische Heerführer Gronsfeld tat sich mit ihm deshalb schwer. Am 17. Mai 1648 bei Zusmarshausen schwer verwundet, starb Holzappel am gleichen Tag in Augsburg. ADB 13, 21 ff.

171 Oberst Franz Royer hatte sich im Dezember 1644 im Kampf um Bensheim ausgezeichnet, wurde am 3. August 1645 bei Alerheim gefangengenommen, aber wieder ausgetauscht und verteidigte als Kommandeur im September 1646 Augsburg. Er erhielt für sein Verdienst um Augsburg eine besondere Belobigung durch Max I. Im Herbst 1647 war er an der Eroberung Memmingens beteiligt. Riezler 5, 579, 586, 602, 635.

172 Jobst Graf von Bronckhorst und Gronsfeld, baierischer Heerführer, geb. am 22. November 1598 in Schloß Rimburg bei Aachen, gest. am 24. September 1662 in Gronsfeld bei Maastricht, trat zu Anfang des 30jährigen Krieges in das ligistische Infanterieregiment Anholt ein, nahm 1620 am ungarischen Feldzug gegen Bethlen Gabor teil und zeichnete sich unter Tilly, dem er sich besonders verbunden fühlte, 1623 bei Stadtlohn und 1626 bei Lutter am Barenberge aus. Zum Obristen und Regimentsinhaber aufgerückt, bewährte er sich auch als diplomatischer Unterhändler. 1632 wurde er als Generalfeldzeugmeister Pappenheims Nachfolger in Nordwestdeutschland. Am 8. Juli 1633 wurde er bei Hessisch-Oldendorf von den Schweden geschlagen, 1634 finden wir ihn in der Armee König Ferdinands von Ungarn (später Kaiser Ferdinand III.), 1635 als Kommandeur des baierischen Kontingentes unter Gallas im lothringischen Feldzug, 1636 nahm er seinen Abschied, um sich nach Köln zurückzuziehen und sich wissenschaftlichen Arbeiten zu widmen. 1645 trat er wieder in die kurbaierische Armee und wurde Gouverneur von Ingolstadt. Nach dem Ulmer Waffenstillstand weilte er zu Verhandlungen mit Mazarin in Paris. Nach der Meuterei von Werths rief ihn Maximilian I. von dort zurück und machte ihn zum baierischen Feldmarschall. Als Holzapfel in der Schlacht von Zusmarshausen tödlich verwundet worden war, suchte Gronsfeld den Einfall der Feinde nach Baiern zu verhindern, vermied aber eine Entscheidungsschlacht, ja zog sich vor der schwedisch-französischen Übermacht am 27. Mai 1648 über den Lech zurück. Maximilian I. ließ ihn deshalb am 4. Juni verhaften und vor ein Kriegsgericht stellen, das ihn jedoch freisprach. Nach dem 30jährigen Krieg lebte er zumeist auf seinen Gütern und in Köln. Gronsfeld war ein tüchtiger Truppenführer, wenn auch kein Feldherrntalent, standesbewußt, in seinem Ehrgefühl leicht verletzbar, gebildet, und hebt sich nur vorteilhaft von so manchem anderen Heerführer ab. NDB 7, 128 f.

173 Kurfürstliches Schloß bei Moosburg.

174 Ottavio Piccolomini, Herzog von Amalfi (seit 1639), geb. am 11.November 1599, gest. am 11. August 1656 zu Wien, kam mit einem dem Kaiser Ferdinand II. aus Italien zu Hilfe geschickten Regiment nach Deutschland und kämpfte bereits in der Schlacht am Weißen Berg 1620 mit. Seit 1627 bei Wallenstein, führte er bald dessen Leibgarde. Er zeichnete sich in der Schlacht von Lützen 1632 aus und wurde das Jahr darauf General. Als einer der Urheber von Wallensteins Ende erhielt er für seine »guten Dienste« die Herrschaft Nachod, 100000 Gulden und die Marschallwürde. 1634 erwarb er sich große Verdienste um den Sieg bei Nördlingen. In der Folgezeit kämpfte er in Frankreich und in den Niederlanden, ab 1640 gegen

die Schweden. Als er und Erzherzog Leopold Wilhelm gegen Torstenson 1642 die Schlacht bei Breitenfeld (Leipzig) verloren hatten, legte er sein Kommando nieder und ging 1643 nach Spannen, um in dessen Diensten in Holland zu kämpfen und Dünkirchen vor dem Fall zu bewahren, was ihm jedoch nicht gelang. Wieder in kaiserlichem Dienst, wurde er nach dem Tode Holzapfels am 27. Mai 1648 Generalissimus der kaiserlichen Armee. Auf dem Nürnberger Konvent 1649 war Picolomini kaiserlicher Generalbevollmächtigter. Er starb kinderlos. ADB 26, 95 ff.

175 Karl Gustav Graf Wrangel, einem alten estnischen Geschlecht entstammend, wurde am 13. Dezember 1613 in Skokloster bei Uppsala geboren und starb am 5. Juli 1676 in Spieker auf Rügen. Er kämpfte seit 1632 gegen die Kaiserlichen und gegen Dänemark, wurde 1646 Feldmarschall und besiegte mit Turenne 1648 Holzappel bei Zusmarshausen. Als Generalgouverneur von Pommern seit 1655 zog er mit gegen Polen und Dänemark, wurde 1657 Reichsadmiral, 1664 Reichsfeldherr und war 1660 bis 72 Vormund Karls XI. von Schweden. 1675 befehligte er Schweden im Krieg gegen Brandenburg. Nach der Niederlage seines Stiefbruders Waldemar bei Fehrbellin nahm er seinen Abschied, um bald darauf zu sterben. NBG 46, 842 f.

176 Rudolf Graf Colloredo-Waldsee, österreichischer Feldmarschall, geb. am 2. November 1585 in Prag, gest. ebenda am 24. Februar 1657, trat in jungen Jahren in den Malteserorden ein und wurde dessen Großprior in Böhmen. Während des ganzen 30jährigen Krieges war er Soldat, der sich besonders bei Lützen auszeichnete. Nach dem Sturz Wallensteins führte er eine Zeitlang die Kaiserlichen in Schlesien. 1643 war er am Zuge Gallas nach Holstein beteiligt und an dessen Mißerfolgen bei Magdeburg. 1648 tat er sich in der Verteidigung der Prager Altstadt gegen die Schweden hervor, nachdem die Neustadt und die Kleinseite durch Verrat verloren gegangen waren. Nach dem Westfälischen Krieg zum Feldmarschall befördert, war er bis zu seinem Tod Gouverneur von Prag. ADB 4, 420.

177 Hans Christoph Graf Königsmark (seit 1651) geb. am 25. Februar = 4. März 1600 auf Kötzlin in der Altmark, gest. am 26. Februar = 8. März 1663 in Stockholm, war Page bei Friedrich Ulrich von Braunschweig-Wolfenbüttel, dann im Dienst von Julius Heinrich von Sachsen-Lauenburg. Er stand im Böhmischen Krieg auf Seite des Kaisers, nach der Schlacht von Breitenfeld (1631) aber für immer auf der der der Schweden. 1637 wurde er Oberst im Regiment Sperreuter. Unter Torstenson focht er 1642 bei Schweidnitz und Leipzig. 1643 hauste er schlimm in Mitteldeutschland, 1645 eroberte er die Herzogtümer Bremen und Verden für Schweden und zwang den Kurfürsten von Sachsen zur Kündigung des Prager Friedens von 1635. Das Jahr darauf wurde er Kavalleriegeneral. Nachdem er selbständig in Nordwestdeutschland operiert hatte, stieß er zu Turenne und Wrangel und entschied am 17. Mai 1648 die Schlacht von Zusmarshausen gegen Holzappel. Am 26. Juli eroberte er dann die Prager Kleinseite. Seit 1655 Feldmarschall, wollte er 1656 am schwedisch-polnischen Krieg teilnehmen, geriet aber in Gefangenschaft. Er wurde von den Polen bis 1660 in Haft gehalten. An einer Blutvergiftung ist er verstorben. Königsmark war

einer der schneidigsten und tatkräftigsten schwedischen Generäle, aber ein rücksichtsloser, gewaltsamer Erpresser, dazu ein großer Finanzier in eigener Sache. ADB 16, 528 ff.

[178] Hans Christoph Freiherr von Ruepp, Herr zu Falkenstein am Inn, auf Mooseck, Bachhausen, Aschheim und Merlbach, war Kämmerer, Hauptmann der Trabanten-Leibgarde, dann Obrist, Direktor des kurfürstlichen Kriegsrates und General-Kriegskommissär. Vom 2. Januar 1629 bis zu seinem Tode am 17. Juli 1652 war er auch Pfleger von Natternberg. In der Augustinerkirche zu München wurde er »unterm Cruzifix« begraben, Ferchl 689 f.

[179] Am 24. Oktober 1648 war in Münster zwischen den Vertretern des Kaisers und denen Frankreichs, in Osnabrück zwischen den Vertretern des Kaisers und denen der Reichsstände und Schwedens der Westfälische Frieden geschlossen worden. Ihm zufolge behielt Baiern die Oberpfalz und die Kurwürde. Die Pfälzer Wittelsbacher erhielten die Pfalz zurück und eine achte Kurwürde zugesprochen. Der Augsburger Religionsfriede von 1555 wurde bestätigt. Für die Religionsausübung und den Besitz der kirchlichen Stiftungen wurde das Jahr 1624 als Normaljahr bestimmt. Frankreich erhielt das österreichische Elsaß, Schweden Vorpommern, die Stifte Bremen und Verden, die Stadt Wismar und 5 Millionen Taler. Die Niederlande und die Schweiz wurden unabhängig.

REGISTER DES TAGBUCHS

Ä, ö, ü sind wie nicht umgelautete a, o, u eingereiht.
Das Kloster Andechs und das Pfarrdorf Erling als Hauptschauplätze des Tagbuchs sind mit Ausnahme weniger Stichworte nicht registriert.